Soins de confort et de bien-être

Dans la collection « Les Essentiels en IFSI »

Volume 1 • *Biologie fondamentale*, par C. Desassis et H. Labousset-Piquet.

Volume 2 • *Processus traumatiques*, par K. Le Neurès

Volume 3 • *Raisonnement, démarche clinique et projet de soins*, par K. Le Neurès et C. Siebert

Volume 4 • *Législation – Éthique – Déontologie*, par C. Ponte et A. de Broca (à paraître)

Volume 5 • *Pharmacologie et thérapeutique*, par G. Roberton (à paraître)

Volume 6 • *Soins d'urgence*, par H. Labousset-Piquet, E. Aiguebonne et C. Siebert

Volume 7 • *Infectiologie et hygiène – Soins infirmiers et gestion des risques*, par C. Crouzilles

Volume 8 • *Psychologie – Sociologie – Anthropologie,* par J. Merkling et S. Langenfeld

Volume 9 • *Processus psychopathologiques,* par S. Langenfeld et J. Merkling (à paraître)

Volume 10 • *Étapes de la vie et grandes fonctions*, par P. Debuigny, C. Dumora, C. Goursaud, H. L. Piquet, P. Proteau, D. Sebbane, C. Serandour, C. Siebert

Volume 11 • *Santé publique, économie de la santé*, par Béatrice Burlet, Yves Ponce et Katy Le Neurès (à paraître)

Volume 12 • *Soins éducatifs et préventifs*, Béatrice Burlet, Yves Ponce et Katy Le Neurès (à paraître)

Volume 13 • *Soins de confort et de bien-être*, par Katy Le Neurès et Carole Siebert

Volume 14 • *Processus inflammatoires et infectieux*, par C. Crouzilles et C. Siebert (à paraître)

Les Essentiels en IFSI

Soins de confort et de bien-être

UE 4.1

Katy Le Neurès
Carole Siebert

ELSEVIER
MASSON

Illustrations de Eléonore Lamoglia
Les photographies du chapitre 4 sont issues de *Personnel de santé et techniques de manutention*, par A. Piat et P. Michau © Elsevier Masson, 2007

ISBN : 978-2-294-71199-2

Elsevier Masson SAS – 62, rue Camille Desmoulins – 92442 Issy-les-Moulineaux Cedex

Avant-propos de la collection Les Essentiels en IFSI

Les ouvrages de la nouvelle collection Les ESSENTIELS en IFSI ont été conçus et construits conformément au nouveau programme des études menant au Diplôme d'état infirmier défini par l'arrêté du 31 juillet 2009.

L'apprentissage repose sur des **mises en situation de soin au plus près de la réalité professionnelle**. En effet, le nouveau dispositif pédagogique se fonde largement sur ces mises en situation. Il prévoit une progression *en spirale* à partir des connaissances fondamentales et des savoir-faire professionnels acquis (UE 1 à 4, voir ci-dessous), lesquels sont ensuite mobilisés en situation à l'occasion des stages, explorés et interrogés lors des Unités d'intégration (UE 5), puis réutilisés dans d'autres situations de soins, ou remis en perspective dans la suite du cursus.

Les ESSENTIELS en IFSI couvrent, sur près de 20 volumes, toutes **les Unités d'enseignement (UE)** réparties sur les six semestres de formation et sur les 4 domaines constitués par :

- les Sciences humaines, sociales et droit ;
- les Sciences biologiques et médicales ;
- les Sciences et techniques infirmières, fondements et méthodes ;
- et les Sciences et techniques infirmières, interventions.

Ils répondent en outre parfaitement à l'articulation de la formation en **trois paliers d'apprentissage : Comprendre, Agir, Transférer**.

Chaque chapitre est articulé en trois volets.

Le volet COMPRENDRE permet **d'acquérir les savoirs essentiels sous une forme claire et concise**. Il regroupe :

- **les savoirs fondamentaux** couvrant point par point les thèmes prévus au programme des Unités d'enseignement, agrémentés d'exemples concrets ;
- **les savoir-faire et savoir-être professionnels** associés.

Le volet AGIR propose de **mobiliser ces savoirs et savoir-faire pour agir et prendre en charge en situation.** L'analyse des situations proposées, le questionnement suscité et la guidance dans le cheminement permettent l'émergence et le développement des **compétences infirmières**.

Ces situations professionnelles sont déroulées en quatre étapes, clairement exposées en **quatre tableaux** très didactiques, qui rendent compte de la progression du raisonnement clinique infirmier :

1. L'étudiant recherche les informations utiles pour comprendre et évaluer la situation. Cette première étape consiste ainsi à identifier les éléments significatifs, c'est-à-dire les données, sélectionnées dans l'énoncé, qui sont pertinentes et utiles à la compréhension et à la prise en charge.

2 L'étudiant analyse ces données et procède alors à l'évaluation de ces éléments. Pour y parvenir, il mobilise des savoirs fondamentaux tels que des connaissances en physiopathologie, en législation, en psychologie... Pour cette étape, chacun de ces savoirs est identifié et permet de vérifier ses acquis et d'apprécier la **mise en lien de ces savoirs et savoir-faire, essentielle au métier infirmier**.

3 L'étudiant met en œuvre les actions appropriées, mobilisant des savoir-faire professionnels tels que l'approche relationnelle ou les techniques de soins. Pour cette étape, chacun de ces savoir-faire est également identifié.

4 L'étudiant ayant réalisé les actions nécessaires, analyse les résultats obtenus, pour adapter la suite de la prise en charge et assurer une transmission des données. Cette évaluation est également indispensable dans une **démarche d'évaluation de la qualité des soins et des pratiques professionnelles**, désormais impérative.

Le volet S'ENTRAÎNER offre :

- de **tester ses connaissances** au moyen de QCM, questions à réponses ouvertes courtes (QROC) ou de textes à trous et schémas muets ;
- de **transférer ses connaissances à une situation nouvelle**. Cette situation nouvelle permet la transposition des savoirs dans un nouveau contexte. C'est également le moyen de mettre en lien les connaissances acquises dans l'UE avec d'autres savoirs ou de procéder à une recherche complémentaire le cas échéant. Ce volet permet aussi de mettre en application les méthodes de raisonnement clinique et de démarche clinique infirmière.

Les corrigés sont donnés à la suite.

Les ESSENTIELS en IFSI permettront aux étudiants infirmiers de maîtriser l'ensemble des Unités d'enseignement prévues au programme de leur formation et d'acquérir ainsi les ECTS (*European Credit Transfer System*) nécessaires à la qualification du Diplôme d'état infirmier au grade de licence universitaire, et bientôt sa transformation en diplôme de Licence santé....

Katy Le Neurès et Carole Siebert

Table des matières

Avant-propos V

1 Concepts, principes de base et valeurs en soins infirmiers

Introduction 1
Les concepts, les principes et les valeurs 1
Application des concepts, des principes et des valeurs 28
SITUATION PROFESSIONNELLE 34
Situation n° 1 34
Situation n° 2 35
S'ENTRAÎNER 37

2 Hygiène corporelle et alimentation

Introduction 39
Les soins et activités liés a l'hygiène corporelle 40
Habillage et déshabillage 46
Soins et activités liés à l'alimentation 52
Soins et activités liés à l'élimination 67
S'ENTRAÎNER 75

3 Mobilisation, sommeil, activités occupationnelles

Mobilisation et installation 78
Réalisation des soins et d'activités liés au repos et au sommeil 94
Réalisation d'activités occupationnelles et/ou de médiation 103
SITUATION PROFESSIONNELLE 110
S'ENTRAÎNER 116

4 Ergonomie

Introduction 118
Les risques 118
Les principes ergonomiques 120
Les règles posturales 127
Le matériel 130
SITUATION PROFESSIONNELLE 133
S'ENTRAÎNER 135

5 Bonnes pratiques et sécurité dans les soins
Introduction 136
Bonnes pratiques et recommandations professionnelles 136
Sécurité dans les soins : du concept à l'application 148
SITUATION PROFESSIONNELLE 164
S'ENTRAÎNER 171

Bibliographie 172

1 Concepts, principes de base et valeurs en soins infirmiers

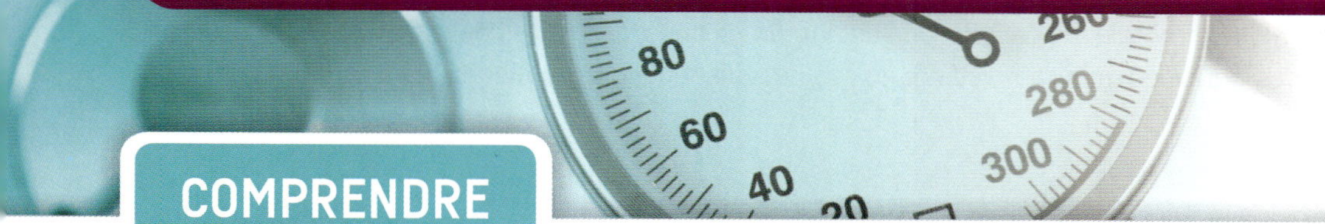

COMPRENDRE

INTRODUCTION

Appréhender l'homme dans sa globalité requiert pour les soignants de porter une attention au caractère singulier de l'expérience que la personne vit ou qu'elle a vécu mais également à la façon dont elle s'adapte à la nouvelle situation qu'elle rencontre. Dans ce contexte, l'homme peut être amené à recourir ou à dépendre d'une tierce personne pour satisfaire des besoins ou réaliser des activités qu'il ne peut plus assurer seul.

Il peut être dépendant d'autrui parce qu'il est alité, perfusé, opéré ou encore immobilisé par un matériel qu'il ne connaît pas. Ces conditions peuvent alors suffire à inhiber toute initiative et à réduire toute capacité. La personne ne trouve plus les moyens de surmonter cette situation. Ce moment d'inadaptation à l'environnement, avec pour conséquences la perturbation de ses habitudes de vie, peut être court, prolongé ou encore définitif. C'est dans ce contexte que chaque individu peut avoir besoin d'une aide afin d'assurer son confort et de maintenir son bien être.

Il en est également ainsi pour les personnes qui connaissent un affaiblissement des fonctions physiologiques et/ou des facultés mentales soit parce que ces dernières sont déficientes, soit parce qu'elles présentent un état pathologique.

En tant que soignant, il est important de s'interroger sur l'impact de telles situations afin de promouvoir le bien-être des personnes. Ce questionnement soignant trouve ses fondements dans le respect de la personne, de sa dignité et de sa singularité. Il s'agit de faire preuve d'un état d'esprit de « bientraitance ». Cette attitude est une exigence éthique de la relation soignant-soigné dans le but de répondre aux besoins fondamentaux des personnes bénéficiaires de soins de la manière la plus individualisée et personnalisée possible.

LES CONCEPTS, LES PRINCIPES ET LES VALEURS

La situation de soin nécessite des actes et un questionnement des personnes soignées indispensables à leur prise en charge, alors même que ces actes et interrogations ne sauraient être autorisés dans le cadre de la vie courante. En effet, l'éducation, la culture, la religion... font qu'en dehors du contexte du soin la proximité corporelle, qui peut s'apparenter à une agression et rendue nécessaire par la dispensation des soins, ne saurait être tolérée.

Cette « agression » de la sphère privée du patient doit être reconnue comme telle par le soignant et même si le soin le justifie, ces situations doivent être identifiées comme présentant un risque d'atteinte à l'intimité, à la pudeur, à la dignité, à l'autonomie du patient. Ces termes, souvent employés dans le langage courant répondent à des définitions spécifiques dans le domaine des soins. Certains relèvent de la manière d'être, d'agir, de dire, d'autres relèvent des principes de l'éthique médicale. De ce fait, dans de nombreux pays, des textes de lois et des chartes énonçant des principes généraux relatifs aux soins à dispenser aux patients, les protègent.

L'intimité[1]

L'intimité est une notion qui traduit à la fois, une opposition entre l'intérieur et l'extérieur (du corps), entre ce qui relève du privé et du social et enfin entre ce qui relève du domaine privé et du domaine public. On comprend dès lors que cette notion, de par ces différentes acceptions, ne constitue pas véritablement un concept stabilisé. Néanmoins, parce qu'elle concerne tous les individus, elle doit être appréhendée par tous les soignants, qui de par leur fonction sont amenés à entrer dans l'intimité d'autrui.

L'intimité est liée au corps, en ce qu'il représente une frontière entre l'intérieur et l'extérieur mais aussi une interface entre la vie intérieure et les relations avec l'extérieur. Ce même corps assure l'interface entre le privé, caractérisé par la zone d'autonomie de l'individu, et le public qui correspond à sa participation sociale. Le corps, support de l'individualité de la personne, permet son individuation, c'est-à-dire ce qui le distingue d'un autre individu. C'est donc à partir du corps que se construit en priorité l'intimité.

On peut aussi entendre l'intimité comme étant ce qui représente la conscience, tout ce que l'on se dit à soi-même et que l'on ne souhaite pas partager avec quelqu'un. L'intime est donc ce qui est invisible, impénétrable et qui fonde l'individualité de chacun. On écrit son journal intime...

L'intimité, c'est aussi les liens les plus profonds établis avec les personnes de l'entourage, « les intimes », la famille. Ces liens sont empreints de réserve, de discrétion, de gêne parfois, lorsqu'il s'agit d'exprimer les émotions qui y sont liées. Ici, l'intimité est réservée à un cercle restreint de personnes, elle revêt un caractère de confiance réciproque dans les relations. Dans ce contexte, l'intimité est d'abord vécue à deux, même si le nombre est extensible. Ainsi, la vie intime du couple devient la vie intime de la famille fondée. On parle de vie privée...

L'intimité concerne le privé sentimental, sexuel, domestique, personnel. Cet aspect de nous-mêmes est caché aux autres. Il ne supporte pas d'intrusion, d'indiscrétion. Toute question relevant de ce domaine est jugée importune. Il en est ainsi des grands événements de la vie. Ainsi, le mariage, les funérailles peuvent être célébrées dans « la plus stricte intimité ». Les émotions écartent alors toute tentative de transgression. On parle de sphère privée, de sa « bulle intime »...

1 Odile Bourguignon, « L'intime, le corps et la relation de soin » *in Éthique, médecine et société*, sous la direction de Emmanuel Hirsch, Vuibert, 2007.
Bernard Matray, « Le droit à l'intimité de la personne handicapée », *Jusqu'à la mort accompagner la vie*, n° 78, 2004.

L'intime touche ainsi à l'identité de l'individu, à tout ce qui se réfère au corps, à la famille ou aux amis. L'individu en délimite l'accès, pose des barrières en fonction de ce qu'il peut et veut supporter, il se créé son intimité. Les barrières de l'intime varient selon les personnes et évoluent en fonction des cultures, des époques.

Ainsi, chacun a sa propre sensibilité, se crée ses propres limites, ce qui aura une influence sur la façon dont il va appréhender l'intimité des autres.

Après une intervention chirurgicale, certaines patientes peuvent ne pas avoir envie qu'on les voit en pyjama, fatiguées, non maquillées... elles souhaitent préserver leur intimité.

Lors des soins, la présence du soignant s'impose, obligeant les deux protagonistes en relation à trouver la bonne distance pour ne pas être trop envahissant ou ne pas envahir du fait de la zone de contact physique, de l'odeur, de l'haleine, du souffle perçus... De même, l'intimité ne s'arrête pas au corps mais se prolonge aux objets intimes comme le linge, les objets personnels[2].

L'intimité renvoie aussi à l'espace et à l'aspiration constante des personnes à disposer d'un espace réservé, un espace privé dans lequel ne peuvent intervenir que les personnes qui y sont invitées. La conception actuelle de l'intimité est le résultat d'une longue évolution sociétale débutée au XVIIIe siècle. Celle-ci s'est traduite par une augmentation des lieux privés, de zones réservées à l'usage individuel dans les intérieurs privés. Cette transformation n'a pas épargné les lieux de soins et on a vu se transformer les salles communes des hôpitaux en dortoirs, puis en chambres à quelques lits pour ne trouver aujourd'hui que des chambres individuelles ou à deux lits. De la salle commune, propriété des soignants, la chambre devient le lieu privé du patient. Cette reconnaissance a été officialisée de façon explicite par la charte du patient hospitalisé de 1995. La charte actuelle insérée dans la circulaire du 2 mars 2006 évoque comme un droit le respect de l'intimité du patient durant son séjour hospitalier.

Le respect de l'intimité de la personne doit être préservé lors des soins, des toilettes, des consultations et des visites médicales, des traitements pré et postopératoires, des radiographies, des brancardages et, plus généralement, à tout moment de son séjour hospitalier. La personne hospitalisée est traitée avec égard. Si un enseignement clinique conduit à un examen du patient en présence d'étudiants en médecine, son consentement préalable est requis. Il ne peut être passé outre un refus de la personne.

Les mêmes prescriptions doivent être appliquées pour l'ensemble des stagiaires qui gravitent autour des patients.

L'intimité prend encore une autre dimension dans le cadre de la dépendance, puisque l'individu extrêmement vulnérable n'est plus en mesure de la protéger. Sa dépendance le soumet à l'intervention d'un tiers. Dans ce cadre il convient d'avoir une attitude qui permette à la personne soignée de pouvoir disposer de l'aide qu'elle nécessite sans que l'intrusion forcément présente ne soit vécue comme une agression. Cet autre indispensable est aussi un intrus qui s'immisce dans l'intimité, intimité du corps, intimité relationnelle et affective.

2 Gilberte Hue *in Les concepts en sciences infirmières*, sous la direction de Monique Formarier et Ljijana Jovic, ARSI, Éditions Mallet Conseil, 2009.

Le corps[3]

Le corps, défini comme un tout anatomique et biologique où s'enchevêtrent de multiples processus chimiques et physiques internes, constitue une réalité qui est souvent ignorée en l'absence de douleur ou de dysfonctionnement. Le corps, en grec *soma*, désigne la matière vivante et les fonctions organiques. Ces dernières s'altèrent du fait du vieillissement ou de la maladie. C'est le fondement de la médecine.

Le corps est limité par l'enveloppe externe, la peau qui lui donne sa forme et isole son intérieur de l'environnement. Sa morphologie, variable d'un individu à l'autre, est constituée par le squelette ; on parle de personne charpentée ou menue. De la même façon, selon la masse graisseuse, on parle de personne enrobée ou obèse... Le corps est donc investi comme étant soi, son image, son reflet. Il est une réalité physique. C'est à partir de cette réalité que l'individu construit son schéma corporel qui est une représentation que chacun se fait de son propre corps et qui lui permet de se repérer dans l'espace. En ce sens le schéma corporel est une représentation fonctionnelle de soi dans son environnement, puisqu'il permet la synthèse entre les données sensorielles issues des multiples contacts avec son environnement et les réponses comportementales.

C'est également une entité psychologique, un corps vécu, construit depuis l'enfance, qui a été le siège d'expériences renouvelées de plaisir mais aussi de souffrance, dont certaines ont été vécues en toute conscience. Le corps est le siège des émotions et des relations à l'autre, il traduit sa manière d'être, sa personnalité. Cet aspect est étudié par la psychologie, et lorsqu'il existe un dysfonctionnement par la psychiatrie.

L'image du corps qui se superpose au schéma corporel est une construction imaginaire. Elle correspond à l'idée que le sujet se fait de son corps, à la valeur qu'il lui accorde. Elle subit un modelage puissant en référence à ce que la société désigne, voire impose, comme normes ou codes auxquelles il convient de se conformer. Parmi les plus fréquentes notons la beauté, la forme, la jeunesse et les mensurations du corps.

L'ensemble constitue l'identité corporelle qui est finalement l'intégration des données qui concernent le corps du sujet, liant schéma corporel, image de soi, sensorialité et capacités motrices et praxiques.

Le corps n'a pas toujours été considéré de cette façon. En effet, au Moyen Âge, sous l'influence religieuse, le corps est dissocié de l'âme. Les pratiques des soins du corps sont délaissées au profit d'un discours moraliste dont l'intention n'est pas le bien-être mais le rachat de l'âme. Le corps est considéré comme impur et les soins du corps sont méprisés car considérés comme charnels. Progressivement la laïcisation des soins et l'évolution sociétale modifient le rapport au corps.

Le corps a toujours été sous l'influence de la société, de l'environnement et de la culture, et de nos jours, il est l'objet de toutes les attentions. Il est ainsi façonné par la manière qu'a chacun de le traiter et de l'imaginer. Il peut ainsi être parfumé, musclé, tatoué, dissimulé, sublimé... La perception du corps est également variable d'un individu à l'autre ce qui a pour conséquence qu'un soin identique puisse avoir des retentissements différents selon la personne, son histoire, son expérience. En effet, la survenue d'un trouble peut être vécue comme une trahison du corps par l'individu. L'attention et la protection dont il l'a entouré n'ont pas suffi à le prémunir contre

3 Odile Bourguignon, *op. cit.*

les attaques pathogènes. L'individu vit alors une situation de perte de confiance en son corps, un sentiment d'impuissance car il ne peut plus en prendre soin. Cette « trahison » peut générer un sentiment d'injustice ou de rancune. Elle s'accompagne de la mise en place de mécanismes de défense psychologiques qui visent à reporter sur les soignants le mal-être qui lui est lié. Le soignant devient ainsi le « moyen » au service du patient : il permet au malade de s'occuper de son corps comme il l'aurait fait lui-même s'il en avait encore la capacité. Cependant, le corps est investi différemment par chacun et son altération provoque des réactions de défense diverses selon les individus surpris par la maladie.

Malade, le corps devient le support de soins de nature différente. Il peut s'agir de soins de réparation, de soins de relaxation, de soulagement de la souffrance… Il est alors indispensable de comprendre le langage du corps pour dispenser ces soins générateurs de sensations, soins qui seront évidemment perçus différemment selon la personne soignée. Ainsi, un massage peut être vécu comme un soin agréable et relaxant ou comme un soin qui porte atteinte à son corps, à son intimité.

La pudeur

La pudeur vient du latin *pudor* qui signifie « discrétion, retenue qui empêche de dire ou de faire ce qui blesse la décence ». La pudeur est un phénomène à dimension multiple, à la fois individuelle et collective. Sa définition et sa perception évoluent en fonction du contexte social et se construisent par l'éducation. C'est un vécu subjectif lié au « sentiment de honte » sur laquelle s'appuient consciemment ou non, de nombreuses religions…

Selon le *Petit Robert*, la pudeur est « la gêne qu'éprouve une personne délicate devant ce que sa dignité semble lui interdire ». La pudeur renvoie au corps, fait référence au sexe et englobe les fonctions excrétoires.

Les exemples ci-dessous montrent que le concept de pudeur s'inscrit véritablement dans les sociétés et leurs cultures. De ce fait en tant que soignant il est indispensable d'intégrer ce constat dans nos pratiques.

Durant l'Antiquité, les Grecs et les Gaulois se battaient nus, leurs corps étaient sculptés et leur sexe dévoilé. Le rapport à la nudité était différent de la délicatesse évoquée dans la définition ci-dessus.

En Europe au Moyen Âge, il n'était pas rare de se baigner nu et sans complexe dans les rivières, de dormir tous ensemble dans la maisonnée voire dans le même lit.

C'est la Renaissance qui marque l'apparition d'un ordre social de la pudeur. La morale veut que seule la personne d'un rang supérieur puisse se montrer nue devant une autre de rang inférieur.

L'émergence du pouvoir religieux met fin à ces comportements. En effet, la religion veut cacher la sexualité et cela se traduit par l'apparition d'une vague de pudibonderie qui touche l'Europe entière. De ce fait, fresques, tableaux, sculptures ne représentent plus de corps nus, un voile de pudeur est rajouté. L'apparition des bidets, des toilettes et la privatisation des lieux d'aisance permettant les fonctions excrétoires se développent.

L'anthropologie et la sociologie aident à comprendre l'évolution du concept de pudeur et ses différences selon les cultures et les sociétés. Cette évolution s'est traduite par des modifications de la tenue vestimentaire, notamment chez la femme. Ainsi d'un vêtement qui donne sa forme au corps (corset, crinoline…) et qui le dissimule, on a évolué actuellement vers un corps qui donne la forme au vêtement et on constate que ce corps est davantage exposé à la vue d'autrui.

Certains mouvements hippies et naturistes ont tenté de casser cette pudibonderie… Les années 1970 ont été le reflet de ce mouvement de liberté corporelle : mode du monokini, mini-jupe, absence de soutien-gorge…

S'agissant de la tenue vestimentaire, notons la variation des longueurs des jupes qui, selon les époques, cachent ou dévoilent la jambe.

Actuellement, la mode des pantalons taille basse, les tee-shirts au-dessus du nombril, les sous-vêtements qui dépassent du pantalon… découvre le corps.

Des variations de perception de la pudeur sont sensibles au cours du temps, selon les sociétés, les groupes sociaux et le sexe d'appartenance. Actuellement, la conception et l'importance accordées à la pudeur sont différentes. Il s'agit d'une pudeur qui s'exprime davantage par le regard et l'attitude, que par le seul fait de cacher telle ou telle partie du corps qui serait considérée comme « honteuse ».

La pudeur c'est aussi la volonté de soustraire à la vision d'autrui des actes, des présentations du corps, en s'isolant de la sphère publique de différentes façons et avec des moyens variés. Selon les époques, les cultures, les religions, le rapport soignant-soigné peut en être modifié, ce qui ne va pas sans poser problème dans certaines institutions du fait de la présence de personnel soignant masculin, notamment pour assurer les soins d'hygiène corporelle.

Au XVIIe siècle, l'accoucheur doit protéger la femme installée en position gynécologique au moment de l'accouchement.

Encore aujourd'hui, l'accouchement par des maïeuticiens hommes peut poser un problème à certaines femmes au moment de l'accouchement.

En institution ou à domicile, la réalisation de la toilette pose problème pour certaines dames âgées qui acceptent mal le fait que leur toilette puisse être réalisée par un soignant homme.

Respecter la pudeur, c'est veiller à ce que la chemise de nuit soit suffisamment couvrante lors d'une aide au lever ou d'une aide à la marche, c'est répondre à la demande d'aide pour aller aux toilettes afin d'éviter que le malade ne se souille…

Lors d'une prise en charge, la pudeur commence par le regard qui est porté sur l'individu, sa considération en tant que sujet ou objet. Elle se poursuit lors de l'entretien par les questions qui lui sont posées par le soignant. Ainsi, rechercher des informations sur les habitudes de vie, les besoins et les souhaits ne doit pas devenir un interrogatoire inquisiteur et une immixtion dans la vie privée au-delà de ce qui est nécessaire à la prise en charge.

On distinguera encore la pudeur corporelle de la pudeur verbale et on gardera à l'esprit que dans bien des cas, il relève de la responsabilité du soignant de respecter ce que la personne soignée peut et veut livrer d'elle-même, chacun ayant une part d'intimité et de pudeur qui n'appartient qu'à lui.

Exemple de remarque désobligeante entendue au cours d'un soin : « ah, vous n'avez pas de linge propre, comment je vais faire ? ».

La dignité

Définir la dignité de la personne humaine présente de nombreuses difficultés en lien avec le concept même de personne humaine. En effet, cette notion répond davantage à des critères personnels et subjectifs qu'à une stricte définition. Le terme de dignité apparaît dans de nombreux textes fondamentaux, principalement philosophiques, législatifs et déontologiques en lien avec l'exercice de la médecine et donc touchant au plus près les valeurs du soin à la personne[4].

Le mot dignité a deux étymologies, l'une grecque, l'autre latine.

L'étymologie grecque se réfère à deux mots *axioma* et son synonyme *dignitas* ce qui signifie « ce que l'on juge convenable ».

Dans son origine latine, le mot dignité se réfère au mot *dignitas* pour lequel il apparaît de nombreuses définitions se référant au verbe, au participe présent ou à l'adjectif :

- le verbe *decet* signifie « être bienséant, être convenable » ;
- le participe présent *decens* a donné le terme de « décent » ;
- l'adjectif *dignus* se traduit par « qui mérite » d'où est issu l'adjectif français « digne » ;
- le mot *dignitas* désigne la qualité particulière d'un sujet ou d'une chose et appelle le respect avec quatre sens principaux :
  - le fait de mériter ou d'être digne de quelque chose,
  - la conséquence de ces qualités : considération, estime, prestige,
  - le sentiment d'honorabilité et de dignité,
  - la beauté majestueuse et la noblesse, le mérite et le rang.

Les étymologies sont toutefois concordantes en attribuant au terme dignité, le sens « d'une qualité éminente, d'une valeur particulière dont est porteur le sujet ainsi désigné et propre à susciter un respect ou à valoir un mérite particulier ».

La dignité est empreinte d'une fonction sociale. Selon Pierre Lecoz[5], « dans l'Antiquité grecque, la dignité est une vertu politique liée aux fonctions élevées qu'occupaient les citoyens dans leur cité, et d'abord à leur statut d'homme libre. Ainsi, ni les femmes, ni les enfants, ni les esclaves ne pouvaient se voir reconnaître une dignité ». Ainsi comprise, la dignité est d'abord la qualification qui s'attache aux grands de ce monde, « les dignitaires ».

Au cours des siècles, il a été progressivement fait abstraction du statut social, du sexe de la couleur de la peau, de l'état de santé... pour considérer la dignité non plus comme un attribut accidentel, mais comme l'essence même de la personne.

Selon le *Nouveau Petit Robert*, la dignité est définie comme le « respect que mérite quelqu'un : principe de la dignité de la personne humaine selon laquelle la personne doit être traitée comme une fin en soi. Respect de soi, amour-propre, tenue ». Actuellement, la dignité est perçue comme une qualité inhérente à l'homme, elle s'impose d'elle-même, ne se gagne pas, ne se mérite pas, ne se perd pas. La force de la notion réside dans sa capacité à faire primer l'homme sur tout

4 Florence Gruat *in Les concepts en sciences infirmières*, sous la direction de Monique Formarier et Ljijana Jovic, ARSI, Éditions Mallet Conseil, 2009.

5 Pierre Lecoz, *Approche pratique de la morale*. Conférence du 22 mars 2006, Espace Éthique de l'APHP, Paris.

être vivant ainsi que sur les choses. Cette définition, utilisée en particulier dans le champ de la bioéthique, fait référence à une qualité qui serait liée à l'essence même de chaque homme, ce qui expliquerait qu'elle soit la même pour tous et qu'elle n'admette pas de degré. De ce fait, tout homme mérite un respect inconditionnel, quel que soit son âge, son sexe, sa santé physique ou mentale, sa religion, sa condition sociale ou son origine ethnique. C'est ainsi qu'au lendemain de la Seconde Guerre mondiale, la Déclaration universelle des droits de l'Homme de 1948 instaure une différence entre « atteinte » et « destruction » de la dignité. La dignité est donc enracinée au plus profond de l'individu. Ainsi, par des actions malfaisantes, il est possible de porter atteinte à la dignité humaine (maltraitance...) mais il est impossible de la détruire, de faire perdre à l'individu « sa dignité ». La dignité ne peut se désolidariser du mot « respect » et par là même du concept de l'homme.

Selon le philosophe Paul Ricœur, cette notion renvoie à l'idée que « quelque chose est dû à l'être humain du fait qu'il est humain ». De ce fait, la dignité est reconnue et affirmée dans divers textes fondateurs du droit contemporain[6]. « Le concept de dignité n'est pas apparu au hasard. Deux catégories d'événements, fort éloignées par leur nature, en expliquent la présence depuis un peu plus d'un demi-siècle : la Seconde Guerre mondiale avec l'émergence du crime contre l'humanité et la biomédecine perçue comme source de risques majeurs pour l'individu mais aussi pour l'espèce humaine[7] ».

L'évolution des mœurs, les cultures modernes et les idées contemporaines ont peu à peu familiarisé les esprits avec l'idée que la liberté et l'autonomie étaient des valeurs suprêmes et les conditions à la dignité.

Ainsi, dans leur relation à la personne soignée vulnérable, si l'un de ces principes fondamentaux des soins est mis à mal du fait de la situation de la personne, les autres sont et doivent être maintenus.

Il est facile de profiter de la vulnérabilité, comme de l'ignorance de la personne et de sa dépendance provisoire pour tromper sa confiance et la négliger. Le patient peut rapidement être transformé en un objet à la disposition du soignant. Sans parfois en prendre conscience, le soignant le fait inutilement attendre, il bouleverse ses habitudes et son emploi du temps pour maintenir une organisation professionnelle conforme à sa convenance de soignant. Il ne prend pas la peine de l'informer, de le prévenir d'un rendez-vous ou d'un transfert, du début d'un soin... ou encore il s'adresse à lui comme à son entourage dans un langage spécialisé dont il n'a pas la maîtrise.

On observe aussi parfois une discordance entre le soin, geste exécuté avec dextérité et efficacité et la relation qui lui est associée et qui relève d'un autre registre inadéquat. En effet, la relation peut être culpabilisante pour le patient, infantilisante, autoritaire...

...

6 Se référer au volume 4 de la collection les « Essentiels en IFSI », sous la direction de Carole Siebert et Katy Le Neurès, *Législation, Éthique, Déontologie*, Elsevier-Masson, 2010.

7 http://www.espace-ethique.org/fr/documents/bioethique/EGBE09_Mislawski.pdf. Article « Dignité, autonomie, vulnérabilité : approche juridique » par Dr Roger Mislawski, chirurgien, docteur en droit, attaché d'enseignement à la Faculté de droit, université de Cergy-Pontoise, enseignant dans le master « Éthique, science, santé, société », département de recherche en éthique, université Paris-Sud 11.

...

Un soin quotidien peut être exécuté de façon répétitive sans soucis pour la personne soignée. Il en est ainsi d'un soin réalisé de façon routinière, qui ne prend pas en considération les goûts et les envies de la personne, qui ne respecte pas son rythme. Par exemple, lever tous les résidents à la même heure sans leur permettre de faire une grasse matinée, réaliser chaque jour une aide à la toilette au lavabo sans jamais proposer une douche, un bain, un autre moyen, laisser une télévision allumée avec un niveau sonore trop faible ou trop fort, inadapté à l'audition de la personne... Différents comportements sont incompatibles au respect de la dignité :

- poser le plateau du repas de telle manière que la personne soit dans l'incapacité de manger;
- laisser une personne dans une position inadéquate;
- ne pas considérer les propos d'un patient qui signale qu'un soin n'a pas été réalisé, qu'un traitement ne lui a pas été donné...

Certains attributs sont le reflet de ce qui peut contribuer à la satisfaction du respect de la dignité[8] :

- le respect inconditionnel de soi-même et d'autrui du fait que nous appartenons tous à la même espèce;
- le fait que la dignité commence avant la naissance et dure au-delà de la mort;
- l'absence de toute hiérarchie qui tendrait à rendre les uns ou les autres plus ou moins « homme » (handicap, niveau intellectuel...);
- la reconnaissance de l'autre comme sujet et non comme objet;
- la reconnaissance d'une identité sociale valorisante qui exclut l'emploi de propos et de comportements abaissants, humiliants, dénigrants...
- la possibilité de disposer de l'information et de la liberté requise pour décider de ce qui nous concerne;
- le respect des besoins fondamentaux de chacun, préservation de la pudeur, des rythmes biologiques.

L'autonomie

Au sens littéral, l'autonomie signifie le droit pour un État ou pour une personne de se régir d'après ses propres lois. D'origine grecque, le mot se décompose ainsi : *autos* signifiant « le même, ce qui vient de soi » et *nomos* qui se traduit par « les règles établies par la société, les lois ». Ainsi, *autonomos* traduit ce qui se régit par ses propres lois.

Le *Petit Robert* définit l'autonomie comme étant le « droit de se gouverner par ses propres lois, droit pour l'individu de déterminer les règles auxquelles il se soumet ». Dans un contexte philosophique, l'autonomie est l'indépendance vis-à-vis de toute intervention et de toute contrainte extérieure qui permet à la personne la satisfaction suffisante de ses besoins. Ainsi, l'autonomie se situe au niveau du jugement et implique que la personne ait le pouvoir de décider des attitudes à adopter dans sa vie. Il peut s'agir d'opter soit pour une attitude de passivité et d'igno-

8 Claude Curchod, *Relations soignants-soignés*, Elsevier-Masson, 2009.

rance et laisser les autres prendre prise sur la conduite de sa vie, soit pour un consentement ou un refus réfléchi conforme à la ligne de conduite que la personne se fixe. L'autonomie est le pouvoir que détient la personne de décider de la conduite de sa vie et ainsi de la construction de sa personnalité, ne rendant des comptes qu'à elle-même.

Néanmoins, la notion d'autonomie peut être appréhendée dans de nombreux domaines.

L'autonomie juridique est la capacité pour une personne de gérer ses biens, de prendre des décisions et d'assumer pleinement ses actes et les conséquences de ses actes. Lorsque les personnes sont rendues vulnérables par l'altération de leurs facultés intellectuelles, la loi n° 2007-308 du 5 mars 2007 relative à la protection juridique des majeurs les protège. Elle propose trois régimes de protection juridique chacun relevant de type de situations particulières :

- la sauvegarde de justice est une simple mesure de protection des biens et de la personne ;
- la curatelle est un régime de protection temporaire laissant la personne libre de certains actes et nécessitant la présence d'une tierce personne pour d'autres ;
- la tutelle correspond à un régime d'incapacité complète qui s'adresse aux personnes qui ont besoin d'assistance permanente, elles sont dites alors « incapables majeurs ».

Dans ce cadre, la perte d'autonomie est donc une incapacité, c'est-à-dire la réduction totale ou partielle résultant d'une déficience dans ses capacités d'accomplir une activité dans les limites considérées comme normale pour un individu (altération des fonctions cognitives).

Dans le domaine de l'éthique, l'autonomie est évoquée dans différents textes, c'est un principe fondamental reconnu dans le Code de santé publique, par la loi du 4 mars 2002 relative aux droits des malades et à la qualité du système de santé et par la loi Léonetti du 22 avril 2005 relative aux droits des malades et à la fin de vie.

L'autonomie dans les soins ne doit pas être confondue avec l'indépendance qui est la capacité à réaliser seul les actes de la vie quotidienne. De même que c'est une erreur de confondre dépendance et perte d'autonomie, car il ne s'agit pas du même état. On appelle *autonomie* le pouvoir de décider soi-même de la conduite de sa vie, ce qui implique que la personne possède une intégrité de ses fonctions cognitives, alors que la *dépendance* concerne l'obligation de recourir à l'aide d'un tiers pour effectuer un ou plusieurs actes de la vie quotidienne.

➡ Ainsi, une personne handicapée en fauteuil roulant peut être autonome, elle adopte la philosophie de vie qui correspond à ses attentes, elle entretient des rapports humains avec d'autres personnes... alors qu'un sujet présentant un déficit intellectuel de type Alzheimer a perdu son autonomie, malgré le maintien de sa fonction locomotrice. Tous deux sont dépendants.

On perçoit ainsi que l'autonomie agit comme un levier sur le libre arbitre de chacun. Elle alimente la raison de vivre, elle représente une dynamique qui tout au long de la trajectoire de vie pousse à accomplir des actes différents et stimule l'individu. On comprend que l'autonomie nécessite un investissement de la personne, investissement qui varie d'intensité en fonction des cycles de la vie. En vieillissant, l'être humain voit diminuer ses capacités et s'installe avec l'âge un ralentissement général, cependant, le droit de s'exprimer demeure, ainsi que son autonomie comportementale.

...

...

L'autonomie, exprimée par les capacités physiques est également variable en fonction de la période de vie. Ainsi en vieillissant la personne perdra de ses capacités, mais aura intégré les manques dans sa réalité de vie. La notion d'autonomie est ainsi conçue en relation avec l'idée de dépendance. Respecter les dépendances qui maintiennent l'autonomie, c'est laisser les possibilités de choix à tout individu.

Le rôle du soignant est de préserver l'autonomie du patient. Pour y parvenir il est indispensable de réaliser une évaluation des capacités physiques et psychiques de la personne, d'identifier ses problèmes de santé et de proposer des soins qui lui permettent de retrouver une autonomie satisfaisante.

Ainsi, préserver l'autonomie d'un individu, qui devient dépendant de quelqu'un partiellement ou totalement, consiste à le positionner comme acteur de son projet de vie ou de soins. La finalité est de favoriser son adaptation à la situation en termes de vouloir et de pouvoir afin qu'il reste maître de ses décisions, décisions qui lui sont utiles pour surmonter sa situation et pour surmonter ses dépendances.

Le verbe pouvoir qui fait référence aux capacités physiques et intellectuelles nécessite que la personne soit informée, qu'elle ait compris ce qui se passe pour elle, qu'elle identifie les perspectives qui s'offrent à elle, qu'elle possède ou trouve la force et les moyens pour agir, qu'elle dispose des éléments lui facilitant la prise de décision.

M. Jeannet, 73 ans, vient d'être opéré d'une coxarthrose. Ce matin, premier jour après l'intervention, il ne peut pas se lever seul. L'infirmier l'a informé, lui a bien expliqué les conséquences de l'intervention, aussi il sait que l'anesthésie peut provoquer une hypotension, des vertiges... Il attend donc l'infirmier pour se lever et espère pouvoir parvenir à réaliser sa toilette.

Le verbe vouloir, quant à lui, implique que la personne ait le désir, l'envie, la motivation, la volonté pour...

Mme Clément, 85 ans, veut rester à son domicile. Elle prend la décision avec sa fille, de mettre en place un réseau d'aide à domicile.

Observation de la vie quotidienne relevée dans une institution pour personne âgées (extrait)[9] :

« Les personnes âgées aiment parler, se confier, être écoutées. C'est grâce à leurs confidences qu'il m'a été possible de mieux les comprendre et de réfléchir sur les significations réelles de leur comportement. Après avoir essayé d'attirer l'attention, elles recherchent la confiance, elles attendent qu'on les écoute, en fait, elles souhaitent avant tout exister, être reconnues. Cette existence, cette reconnaissance, la personne essaie de la trouver dans la relation avec "l'autre". Cet autre est essentiellement le soignant. Mais qu'observe-t-on ? Des soignants extrêmement actifs, une vraie ruche : on lave, on nettoie, on range, on organise en laissant l'essentiel sur le bord de la route : la personne âgée.

...

9 Journées d'études du 23-25 janvier 1992, par Sonia Andral, surveillante chef, directrice d'une école d'aides-soignantes. ARSI : Autonomie, de quelle autonomie parle-t-on ?

…

Cette dernière s'exprime : « je ne veux pas me lever si tôt… » ; « je n'aime pas le beurre mis dans mon café… » ; « je souhaite pouvoir faite la sieste… » ; « je suis mal installée… », « le bras de mon fauteuil est cassé et me blesse… » ; « on m'oblige à me dévêtir… ». Toutes ces phrases, je les ai entendues mille fois, et bien d'autres encore. J'interroge : « pourquoi ne le dites-vous pas ? » Toujours les mêmes réponses : « ils ne m'écoutent pas… » ; « ils font ce qu'ils veulent… », « c'est eux qui commandent… »

La personne attend une autre attitude. Elle demande qu'on l'entende et que l'on tienne compte de ce qu'elle dit. Elle attend qu'on respecte son pouvoir d'assumer certains moments et actes de sa vie.

Les soignants devront pouvoir décoder des demandes implicites, analyser les besoins de la personne et de son entourage, répondre de manière la plus adaptée possible et la plus personnalisée… Ils devront afficher leur détermination pour trouver les moyens de favoriser l'autonomie de la personne quelle que soit la rupture de santé, avoir la conviction qu'ensemble il est possible de…

Pour y parvenir, le soin à dispenser ne doit pas perdre son essence fondamentale, qui est de considérer l'individu dans son unicité et son individualité. Ainsi, favoriser et respecter l'autonomie d'une personne s'inscrit dans un projet de soins et de vie élaboré en équipe. Ce projet inscrit la personne comme acteur ce qui implique que le soignant accompagne la décision et fait avec elle et non à sa place.

La dépendance

La dépendance peut être mentale, physique, économique, sociale… Elle concerne toutes les tranches d'âge. Elle est définie comme « le rapport qui fait qu'une chose dépend d'une autre ». C'est un terme polysémique. Ainsi, en psychologie et en psychiatrie, la dépendance peut correspondre à une stratégie élaborée par quelqu'un qui se sent faible vers quelqu'un qu'il juge fort, capable de l'aider. Une personnalité est dite dépendante dès lors qu'elle présente un besoin excessif d'être prise en charge, un comportement soumis, une peur de la séparation, dans des contextes divers de la vie courante.

L'OMS définit la dépendance comme « un état psychique et parfois physique résultant de l'interaction d'un organisme vivant avec un produit caractérisé par des réponses comportementales pour ressentir ses effets psychiques et parfois éviter l'inconfort de son absence ». La personne dépendante adopte ici un comportement addictif.

En sociologie, la dépendance revêt une connotation péjorative puisqu'elle est considérée comme un état de faiblesse : la maladie, la vieillesse, le handicap, l'incapacité…

Dans le domaine sanitaire et social, la dépendance est définie comme le besoin d'aide des personnes de 60 ans ou plus pour accomplir certains actes essentiels de la vie quotidienne[10]. Elle se définit comme « la situation d'une personne qui, en raison d'un déficit anatomique ou d'un trouble psychologique ne peut pas remplir des fonctions, effectuer des gestes essentiels à la vie quotidienne sans le concours d'autres personnes ou le recours à une prothèse, un remède… ».

10 Michel Duée, Cyril Rebillard, *La dépendance des personnes âgées une projection en 2040*, http://www.insee.fr/fr/ffc/docs_ffc/donsoc06zp.pdf

Cependant, elle est liée non seulement à l'état de santé de l'individu, mais aussi à son environnement matériel. Ainsi, la dépendance correspond au fait de ne pas pouvoir agir sans avoir recours à quelqu'un ou quelque chose.

Une personne âgée se déplaçant difficilement sera très dépendante, voire confinée chez elle, si elle habite en étage dans un immeuble sans ascenseur, et le sera beaucoup moins en présence d'un ascenseur.

« La dépendance est considérée comme une conséquence normale du vieillissement et est ainsi devenue un risque de vie, un risque social ». Cependant pour un adulte, avoir recours à une tierce personne ou un objet est le plus souvent considéré comme un handicap.

L'enquête « Handicaps-Incapacités-Dépendance » (HID)[11], réalisée de 1998 à 2001 à domicile et en institution, permet de dénombrer 795 000 personnes âgées dépendantes en 1999. Les deux tiers sont des femmes : elles sont plus nombreuses parmi les personnes âgées mais sont aussi, à partir de 80 ans, plus souvent dépendantes à âge égal que les hommes. Chez les hommes comme chez les femmes, le taux de dépendance reste faible jusqu'à 75 ans, puis augmente rapidement avec l'âge.

L'âge moyen des dépendants est de 78 ans pour les hommes et 83 ans pour les femmes. En dehors du sexe et de l'âge, d'autres caractéristiques influent sur la dépendance. Ainsi, avoir fait des études longues diminue significativement le risque de dépendance. De même, les femmes ayant deux ou trois enfants encore vivants sont, jusqu'à 80 ans, moins souvent dépendantes que les autres.

Afin de mieux répondre aux problèmes engendrés par la dépendance, il convient de l'évaluer.

Cette évaluation donne les moyens de mesure et d'analyse d'une situation complexe. Le regroupement d'informations caractéristiques, la transformation d'éléments qualitatifs en valeurs quantitatives produisent un résultat concis qui rend compte de la réalité décrite.

Plusieurs grilles d'évaluation sont utilisées pour mesurer la dépendance, chacune mettant l'accent sur un aspect du problème. D'une façon générale, il s'agit d'évaluer la capacité de la personne à réaliser des actes sans aide, donc c'est l'aspect fonctionnel de la personne qui sera évalué.

Échelle des activités de vie quotidienne

Elle évalue les capacités d'un individu pour les gestes courants intéressant le corps : soins corporels, habillement, toilette, transfert, continence et alimentation.

11 *Ibid.*

Activité	Description	Score
Hygiène corporelle	Autonome	◉
	Aide partielle pour une partie du corps	○
	Aide pour plusieurs parties du corps ou toilette impossible	○
Habillage	Autonome pour le choix et l'habillage	◉
	S'habille mais besoin d'aide pour se chausser	○
	Besoin d'aide pour choisir ses vêtements, pour s'habiller ou reste partiellement ou complètement déshabillé	○
Aller aux toilettes	Autonome	◉
	Doit être accompagné, besoin d'aide	○
	Ne va pas aux wc, n'utilise pas le bassin, l'urinoir	○
Locomotion	Autonome	◉
	Besoin d'aide	○
	Grabataire	○
Continence	Continent	◉
	Incontinence occasionnelle	○
	Incontinence permanente	○
Repas	Autonome	◉
	Aide pour couper la viande ou peler les fruits	○
	Aide complète ou alimentation artificielle	○
TOTAL		0

RÉSULTATS :
Cette échelle validée nécessite 3 évaluations étalées dans le temps.
Un score > 6 signe une dépendance.
Utile pour juger de l'état d'autonomie fonctionnelle du patient et décider des aides adéquates (repas à domicile aide-ménagère, auxiliaire de vie, protection juridique).
À signaler qu'il existe plusieurs échelles ADL type Katz, selon les articles, avec des différences sur les points attribués ou les items.

Figure 1.1. Échelle d'autonomie de Katz pour les activités de base de la vie quotidienne

Échelle des activités instrumentales de la vie quotidienne

Elle évalue certaines activités telles que : se servir du téléphone, faire les courses, préparer un repas, faire le ménage et laver le linge, effectuer un voyage ou utiliser les transports urbains, gérer ses médicaments et son budget personnel.

I.A.D.L. DÉPISTAGE

CAPACITÉ À UTILISER LE TÉLÉPHONE

CODAGE
0. ❑ autonome
1. ❑ dépendant

Cotation

1. ❑ Je me sers du téléphone de ma propre initiative, cherche et compose les numéros, etc...
2. ❑ Je compose un petit nombre de numéros bien connus.
3. ❑ Je réponds au téléphone, mais n'appelle pas.
4. ❑ Je suis incapable d'utiliser le téléphone.

MOYEN DE TRASPORT

CODAGE
0. ❑ autonome
1. ❑ dépendant

Cotation

1. ❑ Je peux voyager seul(e) et de façon indépendante (par les transports en commun ou avec ma propre voiture.
2. ❑ Je peux me déplacer seul(e) en taxi, pas en autobus.
3. ❑ Je peux prendre les transports en commun si je suis accompagné(e).
4. ❑ Trasport limité au taxi ou à la voiture, en étant accompagné(e).
5. ❑ Je ne me déplace pas du tout.

RESPONSABILITÉ POUR LA PRISE DES MÉDICAMENTS

CODAGE
0. ❑ autonome
1. ❑ dépendant

Cotation

1. ❑ Je m'occupe moi-même de la prise : dosage et horaire.
2. ❑ Je peux les prendre de moi-même, s'ils sont préparés et dosés à l'avance.
3. ❑ Je suis incapable de les prendre de moi-même.

CAPACITÉ À GÉRER SON BUDGET

CODAGE
0. ❑ autonome
1. ❑ dépendant

Cotation

1. ❑ Je suis totalement autonome (gérer le budget, faire des chèques, payer des factures...).
2. ❑ Je me débrouille pour les dépenses au jour le jour, mais j'ai besoin d'aide pour gérer mon budget à long terme (pour planifier les grosses dépenses).
3. ❑ Je suis incapable de gérer l'argent nécessaire à payer mes dépenses au jour le jour.

Figure 1.2. Échelle des activités instrumentales de la vie quotidienne

Grille nationale AGGIR (Autonomie Gérontologie Groupes Iso-Ressources)

Elle constitue un outil destiné à évaluer l'état fonctionnel de la personne et la classe selon le niveau d'aide requise, grâce à un référentiel à six niveaux.

Cette grille n'est utilisée qu'en France et est employée à des fins réglementaires pour l'attribution de l'allocation personnalisée d'autonomie (APA), et la tarification des institutions.

IDENTIFICATION DE LA PERSONNE EXAMINÉE

Nom : ______________________ Prénom : ______________________

Numéro d'immatriculation : |_|_|_|_|_|_|_|_|_|_|_|_|_|

Adresse : ____

Code Postal : |_|_|_|_|_| Commune : ______________________

SITUATION AU REGARD DES ACTES ESSENTIELS ET ORDINAIRES DE LA VIE

VARIABLES DISCRIMINANTES – AUTONOMIE PHYSIQUE ET PSYCHIQUE		
COHÉRENCE : conserver et/ou se comporter de façon sensée		
ORIENTATION : se repérer dans le temps, les moments de la journée et dans les lieux		
TOILETTE : concerne l'hygiène corporelle	Haut	
	Bas	
HABILLAGE : s'habiller, se déshabiller, se présenter	Haut	
	Moyen	
	Bas	
ALIMENTATION : manger les aliments préparés	Se servir	
	Manger	
ÉLIMINATION : assumer l'hygiène de l'élimination urinaire et fécale	Urinaire	
	Fécale	
TRANSFERT : se lever, se coucher, s'asseoir		
DÉPLACEMENT À L'INTÉRIEUR : avec ou sans canne, déambulateur, fauteuil roulant...		
DÉPLACEMENT À L'EXTÉRIEUR : à partir de la porte d'entrée sans moyen de transport		
COMMUNICATION À DISTANCE : utiliser les moyens de communication, téléphone, sonnette, alarme...		
VARIABLES ILLUSTRATIVES – AUTONOMIE DOMESTIQUE ET SOCIALE		
GESTION : gérer ses propres affaires, son budget, ses biens		
CUISINE : préparer ses repas et les conditionner pour être servis		
MÉNAGE : effectuer l'ensemble des travaux ménagers		
TRANSPORT : prendre et/ou commander un moyen de transport		
ACHATS : acquisition directe ou par correspodance		
SUIVI DU TRAITEMENT : se conformer à l'ordonnance du médecin		
ACTIVITÉS DE TEMPS LIBRE : activités sportives, culturelles, sociales, de loisirs ou de passe-temps		

A : fait seul, totalement, habituellement, correctement
B : fait partiellement, non habituellement, non correctement
C : ne fait pas

Figure 1.3. Grille nationale AGGIR

L'évaluation se fait sur la base de 17 variables classées en 2 catégories :

- 10 variables sont dites « discriminantes », elles se rapportent à la perte d'autonomie physique et psychique et sont utilisées pour le calcul du GIR (groupe iso-ressources) : cohérence – orientation – toilette – habillage – alimentation – élimination – transferts (se lever, se coucher, s'asseoir) – déplacement à l'intérieur – déplacement à l'extérieur – communication à distance ;

■ 7 variables sont dites « illustratives », elles concernent la perte d'autonomie domestique et sociale. Elles n'entrent pas dans le calcul du GIR mais apportent des informations utiles à l'élaboration du plan d'aide. Les domaines explorés sont : la gestion personnelle de son budget et de ses biens – la cuisine – le ménage – les transports – les achats – le suivi du traitement – les activités de temps libre.

Chaque variable possède trois modalités d'appréciation. Pour chacune des variables, il convient d'évaluer adverbe par adverbe chaque activité, puis en fonction de la réponse aux adverbes, de coder la variable par A, B ou C :

A – fait seul les actes quotidiens : • spontanément • et totalement • et habituellement • et correctement	B – fait partiellement : • non spontanément • et/ou partiellement • et/ou non habituellement • et/ou non correctement	C – ne fait pas : • ni spontanément • ni totalement • ni habituellement • ni correctement

Les personnes âgées qui sollicitent le bénéfice de l'APA[12], sont classées dans les 6 groupes iso-ressources que compte la grille nationale, en fonction des aides à la personne ou techniques commandées par leur état :

■ le groupe iso-ressources 1 comprend les personnes âgées confinées au lit ou au fauteuil, dont les fonctions mentales sont gravement altérées, et qui nécessitent une présence indispensable et continue d'intervenants ;

■ le groupe iso-ressources 2 concerne les personnes âgées confinées au lit ou au fauteuil, dont les fonctions intellectuelles ne sont pas totalement altérées et dont l'état exige une prise en charge pour la plupart des activités de la vie courante. Ce groupe s'adresse aussi aux personnes âgées dont les fonctions mentales sont altérées, mais qui ont conservé la capacité de se déplacer ;

■ le groupe iso-ressources 3 réunit les personnes âgées ayant conservé leur autonomie mentale, partiellement leur autonomie locomotrice, mais qui ont besoin quotidiennement et plusieurs fois par jour d'être aidées pour leur autonomie corporelle ;

■ le groupe iso-ressources 4 intègre les personnes âgées n'assumant pas seules leurs transferts mais qui, une fois levées, peuvent se déplacer à l'intérieur de leur logement. Elles doivent parfois être aidées pour la toilette et l'habillage. Ce groupe s'adresse également aux personnes âgées n'ayant pas de problèmes locomoteurs mais devant être aidées pour les activités corporelles et pour les repas ;

■ le groupe iso-ressources 5 comporte des personnes âgées ayant seulement besoin d'une aide ponctuelle pour la toilette, la préparation des repas et le ménage ;

■ le groupe iso-ressources 6 réunit les personnes âgées n'ayant pas perdu leur autonomie pour les actes essentiels de la vie courante.

Les groupes 1 à 4 ouvrent droit à l'APA, les groupes 5 et 6 peuvent prétendre au versement des prestations d'aide ménagère servies par leur régime de retraite ou par l'aide sociale départementale.

12 http://vosdroits.service-public.fr/F1229.xhtml

L'autonomie et la dépendance sont des concepts qui permettent d'avoir une vision élargie de la situation des personnes et notamment des personnes âgées, pour mieux comprendre leurs besoins.

L'autonomie se réfère au libre choix de la personne alors que la dépendance correspond à un besoin d'aide.

L'accompagnement

Ce terme se trouve souvent employé pour qualifier un certain nombre d'activités assurées par des soignants, le soignant ayant le rôle de l'accompagnant, l'accompagné étant la personne soignée. La relation, qui constitue la pierre angulaire du soin, permet de partager des informations, de se comprendre et de donner un sens commun aux soins. Dès lors, la relation ne consiste pas seulement en un échange entre un émetteur et un récepteur. Le patient comme le soignant ont un vécu, une expérience et il devient alors évident qu'ils ont besoin l'un de l'autre pour assurer avec succès les soins et les traitements. L'accompagnement met en exergue l'idée d'aller à côté de..., de marcher en laissant l'autre libre de choisir son chemin et son rythme. Il s'agit d'être présent le temps nécessaire.

Le terme d'accompagnement est apparu dans les années 1980-1990 pour désigner l'aide aux personnes en fin de vie. Puis, progressivement, l'accompagnement s'impose pour toutes les personnes demandeuses de soins, induisant un engagement réciproque entre le patient et le soignant, ce qui sous-tend un contrat de soins. C'est une démarche relationnelle qui s'inscrit autour d'un projet de soins et de vie. Dès lors s'installe un véritable partenariat. En effet, en prenant en compte les ressources du patient, les professionnels vont lui proposer un projet de soin et de vie qui prend en compte ses attentes et qui lui offre des perspectives d'évolution. Le patient attend de ce partenariat d'être informé des différentes alternatives possibles et d'être orienté dans son processus de décision.

Le rôle d'accompagnant implique que le soignant recherche l'attitude qui convient le mieux à la personne accompagnée, pour qu'elle puisse être participative durant son parcours de soin. Il devra adopter une attitude « bienveillante » c'est-à-dire respecter la dignité et la liberté de la personne afin de lui faire acquérir le plus d'autonomie possible, en s'adaptant à chaque situation, en veillant à individualiser chaque accompagnement, en respectant le rythme de la personne.

« Accompagner implique une présence physique, psychologique et une compétence professionnelle, parfois spécifique à une discipline, comme la kinésithérapie, l'ergothérapie..., pour intervenir dans une phase d'adaptation, de réadaptation de la personne soignée dans le but d'assurer l'amélioration de l'état de santé de la personne soignée et si possible sa réintégration au sein de son milieu de vie et dans la société[13] ».

Ce terme évoque à la fois la proximité et le respect de l'autre, la bienveillance et le non-jugement.

Enfin, l'accompagnement implique une séparation. Cette dernière peut être liée à la guérison, à un transfert dans une autre institution ou encore à un décès. Les étapes qui jalonnent l'accompagnement comme sa fin peuvent présenter des difficultés voire engendrer un épuisement

13 *Module AS, n° 1*, sous la direction du GERACFAS et de M. O. Rioufol, Elsevier-Masson.

du soignant. Ce dernier doit identifier ses propres limites car l'investissement qu'il fournit, les émotions qu'il ressent génèrent des passages à vide, des conflits intérieurs.

L'accompagnement du patient nécessite parfois d'intégrer la famille, l'entourage proche. Pour aider l'accompagnement des familles, le soignant devra demander à un membre de la famille de participer à des soins de confort et de bien-être. Trouver une relation équilibrée entre famille, patient et soignants est alors une nécessité.

Le médecin est la personne de référence qui apporte des informations sur la situation et l'évolution de l'état de santé du patient. Les autres soignants, infirmiers et aides-soignants, sont des interlocuteurs privilégiés pour établir le lien avec le médecin, pour écouter et recevoir les demandes et pour, en fonction de la compétence de chacun, parfaire l'information transmise par le médecin. Ce lien relationnel est indispensable car l'entourage et les proches ont besoin d'informations régulières, accessibles à leur niveau de compréhension. Les explications sur les soins, les modalités de la prise en charge, le parcours de soins seront précisés dès le début de la prise en charge de la personne soignée. En parallèle, le soignant obtient de la famille des informations sur le ressenti du patient et les difficultés vécues par les proches au cours des différentes étapes de son évolution et de son traitement. Ainsi, le soignant comprend mieux les réactions et les difficultés des proches et peut réguler leur sollicitation aux soins.

Le soignant doit veiller par ailleurs à protéger le patient de l'envahissement familial car parfois les besoins et les attentes de la personne malade divergent de celles de la famille.

Dans le quotidien, la répétition de soins difficiles met à rude épreuve les ressources personnelles du soignant et risque de rompre l'équilibre psychique qui lui permet de continuer à soigner sans fuir. Tous les soignants peuvent se sentir démunis face aux problèmes de la maladie grave, de la mort, de la réinsertion et de la réadaptation. Cette difficulté doit être posée, entendue car elle interfère la relation soignant-soigné et la qualité de l'accompagnement.

Les besoins fondamentaux et attentes de la personne

Le besoin est une exigence née de la nature ou de la vie sociale, c'est tout ce qui est considéré comme nécessaire à l'existence. Le besoin se manifeste par un état de manque qui produit une tension, la perception d'une nécessité impérieuse à laquelle il faut répondre pour lever le sentiment d'insatisfaction qui en découle. La notion de besoin s'exprime différemment selon les personnes, c'est donc une notion relative dont la définition varie en fonction de celui qui l'interprète.

Il est classiquement admis que les besoins sont variables d'un individu à l'autre et sont en interaction entre l'individu et son environnement. Ils sont regroupés en trois catégories :

- les besoins primaires, également appelés besoins élémentaires ou physiologiques. Ce sont les besoins indispensables à l'homme et à sa survie : se nourrir, respirer, se reproduire…
- les besoins secondaires, également appelés besoins matériels. Il s'agit des besoins dont la satisfaction n'est pas vitale. Parmi eux on trouve le besoin d'avoir des loisirs, d'avoir des relations avec autrui ;
- les besoins existentiels correspondent aux besoins d'exister et de philosopher ou de se poser des questions existentielles. Ils permettent le développement personnel.

Ces distinctions dépendent du contexte social et des domaines de référence. Dans le domaine de la santé on parle de « besoins de santé » pour la population, ce qui correspond à la demande de soins et de « besoins de soins » pour parler de l'offre. En médecine, « le besoin se traduit par une carence, une déficience, une perturbation chez un individu correspondant à un problème de santé diagnostiqué par le médecin, besoin et problème sont des notions connexes ». Ainsi, identifier un besoin revient à apprécier l'écart entre la norme médicale en cours de validité et la situation de santé de la personne. Il en est de même en santé publique où identifier un besoin, c'est mesurer l'écart entre l'état de santé actuel et l'état de santé souhaité[14] ».

En soins infirmiers, le besoin est défini par « une nécessité de la nature ou de la vie sociale ressentie et/ou exprimée par un être humain[15] ». Abraham Maslow, psychologue américain, a émis une théorie classant les besoins de manière hiérarchique, représentée sous la forme d'une pyramide.

En soins infirmiers, la référence aux besoins fondamentaux ne revêt pas une connotation philosophique, mais est inspirée du modèle conceptuel de Virginia Henderson[16]. L'ensemble de ces besoins est considéré comme une nécessité vitale pour que l'être humain se maintienne en vie et assure son bien-être. Quatorze besoins, dits besoins fondamentaux, sont répertoriés. Le classement de Virginia Henderson se fonde sur une approche à la fois biologique et physiologique (les besoins primaires), psychologique et sociale (les besoins secondaires), et même spirituelle (développement personnel). Dans ce modèle, l'auteur inclut la notion de satisfaction du besoin, c'est-à-dire la capacité et la motivation de l'individu pour combler une perte, maintenir ou améliorer son état de santé. Cette identification des 14 besoins fondamentaux est utilisée par les infirmiers qui ont adopté ce modèle conceptuel pour établir l'anamnèse d'une personne demandeuse de soins. Marie-Françoise Collière, infirmière française, précise que le besoin est « tout ce qui est indispensable pour assurer les fonctions vitales ».

En tout état de cause, ces distinctions sont essentiellement subjectives et dépendent de l'individu et de son environnement. Par exemple, l'accès à l'eau courante et à l'électricité est considéré comme un besoin fondamental dans les sociétés occidentales développées, alors que ce n'est même pas considéré comme un besoin secondaire par les tribus nomades d'Afrique ou d'Asie.

Le besoin apparaît comme étant ce qui est indispensable à l'homme pour assurer au quotidien ses fonctions vitales.

Au cours des différentes étapes de la vie, les besoins vitaux et leur satisfaction sont susceptibles de variation. D'autre part, l'âge, la culture, la religion, l'éducation mais aussi les accidents de la vie, tels que la maladie, le handicap influencent aussi leur satisfaction et modifient la demande de soin tant d'un point de vue qualitatif que quantitatif.

Reconnaissant la subjectivité dans leur expression et leur satisfaction, c'est donc le bénéficiaire des soins qui sera le plus à même de déterminer ses besoins, leur insatisfaction, et par là même son confort ou son inconfort. L'admission dans un établissement de santé étant un évé-

14 Marie-André Vigil-Ripoche *in Les concepts en sciences infirmières*, sous la direction de Monique Formarier et Ljijana Jovic, ARSI, Éditions Mallet Conseil, 2009.

15 Groupe infirmier de recherche, sous la direction de René Magnon et coll., *Dictionnaire des soins infirmiers*, AMIEC Recherche.

16 Se référer au volume 3 de la collection les « Essentiels en IFSI », sous la direction de Carole Siebert et Katy Le Neurès, *Raisonnement et démarche clinique. Projet de soins*, Elsevier-Masson, 2009.

nement perturbant qui plonge la personne dans un univers et un groupe social dont elle ignore les codes, les usages et le langage, il est impératif que les soignants prennent en considération cet état de fait et intègrent dans leur pratique que ce changement de milieu est susceptible d'engendrer des attentes particulières.

Cette rencontre avec le milieu hospitalier est souvent éloignée de la vision que peut en avoir le patient. Tout diffère, la façon de faire, de réaliser ses activités quotidiennes, de se vêtir, de se nourrir... de satisfaire ses besoins en respectant sa culture et son mode de vie. Ceci est parfois à l'origine d'un sentiment de perte d'identité accentué par la prise en charge qui met le patient, momentanément, dans une position de régression.

Les règles et les usages s'imposent au patient à la manière d'une culture à laquelle il n'est pas toujours à même de s'adapter, le rôle des soignants consistera à faciliter son adaptation.

Le vocabulaire professionnel dans les actes quotidiens est déstabilisant et échappe au patient; d'où la nécessité de veiller à la compréhension du patient.

De nombreux professionnels pas toujours bien identifiés se relaient à son chevet, pénètrent dans son intimité, réclament des informations qu'il a déjà données...

Tous ces éléments rappellent combien il est difficile, pour l'infirmier, d'appréhender les attentes d'une personne. Il est donc nécessaire de réfléchir comment, au travers des soins qu'il dispense, l'infirmier peut être suffisamment à l'écoute de l'autre, se soucier d'autrui pour dispenser de meilleurs soins et apporter confort, réconfort et bien-être. Pour compenser un besoin, le professionnel de santé peut mobiliser les ressources de la personne. Les « ressources sont des richesses, des forces, des réserves accumulées ou des acquis que l'on peut trouver chez le patient, auprès de la population ou dans l'environnement[17] ». Sur le plan individuel, les ressources de l'être humain sont de quatre ordres :

- physique : elles correspondent aux capacités physiologiques;
- psychoaffectif : elles sont en lien avec les émotions et le ressenti;
- cognitif : elles correspondent à l'utilisation des capacités intellectuelles pour traiter et intégrer des niveaux d'information et de connaissance variable;
- social : elles sont liées à la capacité à créer et maintenir un lien social.

Le soin[18]

Les différentes définitions proposées nous orientent sur plusieurs axes de réflexion. Cependant, s'agissant d'un ouvrage sur les soins d'hygiène et de confort, nous ne retiendrons que les définitions en lien avec le sujet traité.

Le soin est une « pensée qui occupe l'esprit, relative à un objet auquel on s'intéresse, ou à un objet à réaliser. Penser à..., s'occuper de... Synonymes : préoccupation, songe, veiller ».

17 Marie-André Vigil-Ripoche *in Les concepts en sciences infirmières*, sous la direction de Monique Formarier et Ljijana Jovic, ARSI, Éditions Mallet Conseil, 2009.

18 Se référer au volume 3 de la collection les « Essentiels en IFSI », sous la direction de Carole Siebert et Katy Le Neurès, *Raisonnement et démarche clinique. Projet de soins*, Elsevier-Masson, 2009.

C'est aussi « avoir, prendre soin de, s'occuper du bien être de quelqu'un, du bon état de quelque chose. Synonyme : soigner ». « Manière appliquée, exacte, scrupuleuse de faire quelque chose. Ordre et propreté, aspect soigné. Synonymes : application, sérieux, minutie, soigneusement. »

C'est encore les « actes par lesquels on soigne quelque chose ou quelqu'un. Action agréable à quelqu'un. Actions par lesquelles on donne à son corps une apparence nette et avenante. Action par lesquelles on conserve ou on rétablit la santé. Synonymes : attention, prévenance, sollicitude, douceur, cajolerie, nursage, hygiène, secours... »

Enfin, le dictionnaire des soins infirmiers[19] définit le soin comme « une action ou un ensemble d'actions qu'une personne accomplit pour se soigner ou pour soigner autrui ».

Dans la pratique professionnelle, le soin comporte deux dimensions, l'une perceptive correspond au terme *care* quand il s'agit de faire attention à..., se soucier de..., avoir de la sollicitude pour... Il s'agit dans ce champ sémantique de regrouper l'ensemble des soins qui permettent le bien-être physique, mental et social de la personne. L'autre relève d'une dimension curative du soin et se traduit par le terme *cure* qui signifie réparer (puisqu'il convient de traiter...), de procurer des soins à...

Le terme *caring*[20] implique « une action de soin et traduit une certaine façon d'être c'est-à-dire soigner dans une relation de sollicitude à l'autre ». La traduction la plus usitée en France est prendre soin.

Cette perception du soin est une vision fondamentale des soins infirmiers parce qu'elle associe l'aspect scientifique et technique du soin à des qualités humanistes visant à promouvoir le bien-être de la personne. Elle présuppose une disposition morale de la part du soignant.

Le soin dans sa globalité implique que le soignant porte un intérêt à l'autre non pas seulement pour réparer ce qui fait obstacle à la vie, mais également pour maintenir la vie.

Soigner

« Soigner est un acte de vie[21] », c'est l'action d'« agir pour soi-même ou pour autrui afin d'entretenir la vie, de maintenir, restaurer et promouvoir la santé[22] ». Cette action est individuelle et nous concerne tous. L'ensemble de ces actes quotidiens et naturels constitue le tissu de la vie et permet sa longévité. Ces actes acquis progressivement, en même temps que l'indépendance et l'autonomie de la personne, doivent être compensés au fur et à mesure que l'autonomie diminue. En effet, sur un continuum de vie, la santé peut être altérée par une maladie et être responsable de la diminution ou de la perte temporaire ou définitive de l'autonomie et de l'indépendance. Il sera alors nécessaire de compléter ces actions quotidiennes par des soins pour circonscrire la maladie.

Soigner est un acte de réciprocité. Il consiste à offrir aux personnes malades, vulnérables et/ou dépendantes le meilleur encadrement médical et infirmier possible en leur portant une attention explicitement dirigée vers elles, en les plaçant au cœur du dispositif de soin. Dans ce cadre,

19 Groupe infirmier de recherche, sous la direction de René Magnon et coll., *Dictionnaire des soins infirmiers*, AMIEC Recherche.

20 Marie-André Vigil-Ripoche *in Les concepts en sciences infirmières*, sous la direction de Monique Formarier et Ljijana Jovic, ARSI, Éditions Mallet Conseil, 2009.

21 Marie-Françoise Collière, *Promouvoir la vie. De la pratique des femmes soignantes aux soins infirmiers*, Masson.

22 Groupe infirmier de recherche, sous la direction de René Magnon et coll., *Dictionnaire des soins infirmiers*, AMIEC Recherche.

soigner, consiste à suppléer et à réaliser les soins de la vie quotidienne avec discernement, à compenser les besoins non satisfaits avec une attitude centrée sur la personne. Cette « centration » sur la personne s'accompagne d'une connaissance suffisante de sa situation, de son contexte et de son environnement spécifique, afin d'intégrer les composantes bio, psychosociales et s'appuie sur des valeurs humanistes.

Soigner est un acte difficile parce qu'il expose le soignant à des souffrances, des blessures, des crises existentielles. « Y faire face n'implique pas seulement de recourir à des techniques qui facilitent la communication, même si leur utilité est réelle, mais nécessite d'adopter une posture dans laquelle le soignant n'est ni persécuteur, ni sauveur, ni justicier, ni victime, mais essentiellement professionnel… et humain. Attitude qui nécessite une solide capacité à prendre du recul et une saine gestion de ses émotions[23] ».

L'humanitude[24]

Philosophie anthropologique et humaniste, le mot « humanitude » a été créé par Freddy Klopfenstein. Ce terme repris par Albert Jacquard est utilisé en gériatrie par Rosette Marescotti qui en fait une philosophie de soins, proche du prendre soin, du *caring*. L'humanitude se caractérise par la mise en évidence des facteurs propres à l'ensemble de l'espèce humaine, facteurs qui différencient l'homme des autres espèces animales.

Les soins initiés dans cette approche sont des « appels d'humanitude ». Il s'agit de soins qui démontrent une reconnaissance de l'humanité de l'autre par la mise en place de moyens visant à lui faire conserver ses qualités d'homme. Ces facteurs sont la verticalité, le toucher, le regard partagé, le sourire, le pouvoir de la parole, la relation à l'autre et à la société.

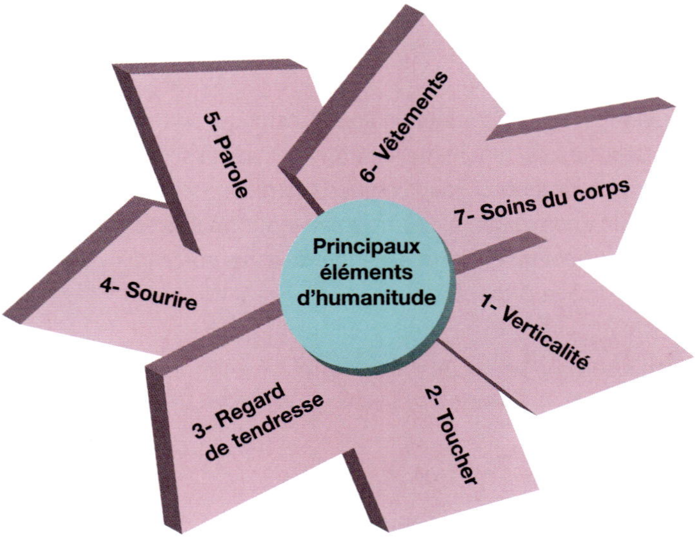

Figure 1.4. Les éléments de l'humanitude

23 Claude Curchod, *Relations soignants-soignés*, Elsevier-Masson, 2009.

24 Catherine Defresne *in Les concepts en sciences infirmières*, sous la direction de Monique Formarier et Ljijana Jovic, ARSI, Éditions Mallet Conseil, 2009. http://pagesperso-orange.fr/cec-formation.net/nous.html

La verticalité

Elle correspond à la position debout, au passage de l'homme à la position bipède. Depuis, cette verticalité est un signe de dignité humaine, elle fait partie de l'essence même de l'homme.

La verticalité est une position qui a une influence sur la santé par son action sur de nombreuses fonctions organiques, qu'il s'agisse des fonctions digestive, cardiovasculaire, locomotrice... De plus, elle a un impact sur la perception du schéma corporel à l'état statique et dynamique. Cette représentation mentale est fondée sur des données sensorielles provenant des organes sollicités par la position verticale tels que les muscles, les articulations, les membres. Cette perception de l'image du corps favorise le développement moteur et sensitif et permet ainsi à la personne de construire une image cohérente de la configuration de son corps dans l'espace. La création de cette image participe à l'équilibre, aux repères temporo-spatiaux (nuit et jour), aux mouvements. Dans les soins, favoriser la verticalité est essentiel et constitue un atout lors de l'établissement de toute relation.

Le toucher

Le toucher est un geste d'humanitude qui remonte à nos ancêtres et fait partie de la vie quotidienne. Il débute dès la naissance par la nécessité de toucher le nouveau-né pour favoriser le contact mère-enfant et ainsi développer les liens maternels.

Par la suite, le toucher a une grande influence dans la vie et dans les soins qu'il s'agisse d'autosoins ou de soins délivrés à autrui. Dans ce dernier cas, le toucher est enrichi d'émotions, de sentiments ce qui peut être un mode de communication.

Dans les soins infirmiers, le toucher prend une signification particulière. L'approche du corps malade et la façon dont le soignant va le toucher sont un langage. Ainsi, par le toucher, le soignant peut montrer à la personne qu'il est à l'écoute, qu'il comprend sa souffrance, qu'il lui porte attention. Il peut rassurer, soutenir, encourager comme il peut démontrer de la froideur, de l'indifférence, voire une certaine brusquerie...

La peau est un moyen perceptuel extraordinaire, et ceux qui souffrent conservent le besoin d'être touchés avec délicatesse, tendresse comme une caresse pour un enfant, un geste affectueux, un massage de détente... Pour certaines personnes éprouvant des difficultés de communication verbale, les non-voyants, les traumatisés médullaires par exemple, le toucher intentionnel, bienveillant devient un élément essentiel de soins parce qu'il peut aider la personne dans la perception de son image corporelle.

> «Les soins attentionnés sont consignés dans la mémoire affective du patient et sont les derniers à s'effacer, notamment en cas de maladie neurodégénérérative».

Le regard partagé

«Dès la naissance le regard de l'autre a une emprise sur la personne. Ainsi en est-il de l'évolution harmonieuse de l'enfant qui est regardé, contemplé par la mère. Ce contact visuel renforce la communication déjà établie, il est une stimulation à l'éveil». Le regard de l'autre influence l'image que la personne a d'elle-même, la construction de sa personnalité et de son identité.

Dans un contexte de soin, le regard peut être ce que Carl Rogers appelle la «considération positive». «[...] Le regard visuel chaleureux accompagne l'évolution de la personne, il peut être stimulant, structurant, créateur d'estime de soi et valorisant. À l'inverse, il peut être réprobateur, dur, indifférent et annihiler la confiance en soi, l'estime de soi ».

Le sourire

Le sourire et le rire sont des attributs propres à l'homme, et donc un signe d'humanitude. « Le sourire est la démonstration d'une harmonie affective dès le plus jeune âge », il correspond à l'image du bonheur, de la bonne humeur. Le sourire rassure. Durant l'enfance, le sourire maternel appelle une réponse de l'enfant, et de ce fait le stimule à l'éveil. C'est un signe d'encouragement.

Dans les soins, le sourire et le rire sont tout aussi importants que durant les autres activités de la vie. « Il démontre une ouverture du soignant, sa volonté de partager un moment avec la personne. Cette dernière, souvent inquiète, séparée de ses proches, isolée de son environnement familier est réceptive à cette manifestation ». Par ailleurs, le rire permet de dédramatiser certaines situations, et même d'alléger la souffrance ou la tristesse. « C'est une thérapeutique peu dangereuse qui peut relaxer, détendre ».

Le pouvoir de la parole

C'est par la parole que les individus échangent entre eux, et de tout temps, la qualité de ces échanges a influencé le développement psycho-cognitif. L'apprentissage de la parole, des mots se fait grâce à l'interaction mère/enfant et la richesse des échanges est source d'éveil. Au contraire, la pauvreté des échanges verbaux ou l'absence de stimulation peut condamner l'enfant à un retard mental.

L'être humain, qui est un être social, a besoin des autres pour exister, et la présence sociale et familiale est indispensable à son développement.

À l'âge adulte, la communication est tout aussi vitale. Elle est à l'origine de notre rapport à l'autre et permet la majeure partie des échanges, favorise les ententes ou les conflits. Pour le patient, « des paroles dites avec calme et sincérité démontrent à la personne que quel que soit son état il est important de lui adresser la parole, de l'écouter ». Le patient peut alors faire part de son fardeau, exprimer sa souffrance, se délester de sa tristesse. En mettant des mots sur son ressenti, il a l'impression d'être acteur de sa situation et peut trouver le courage d'agir ou d'identifier des solutions à ses difficultés [...] Le contact avec le soignant peut parfois être le seul lien et il devient alors précieux de le préserver. La relation soignant-soigné qui s'initie est source de progression, de marque de confiance ».

La relation à l'autre et à la société

Le rôle de la tenue vestimentaire

Au-delà de son rôle protecteur contre les intempéries et le soleil, le vêtement est aussi pour l'individu un moyen de démontrer son appartenance à un groupe, à une idéologie ou à un statut social. Le vêtement peut aussi devenir un élément de communication par l'attrait qu'il suscite entre les individus. Le corps et ses parures sont devenus une caractéristique symbolique. Le vêtement assure l'intégrité de l'individu en préservant son intimité sexuelle, sa pudeur. Les mœurs changent d'une culture à l'autre, le langage de la pudeur se manifeste différemment selon les générations, laissant aux vêtements un rôle à jouer en ce sens.

De plus, la présentation extérieure du patient, son hygiène corporelle lui permettent de se sentir en conformité avec les nécessités de l'endroit où il se trouve. Le souci d'esthétisme qu'il accorde à sa tenue favorise sa présentation sous un meilleur jour, et son estime de soi.

Lors des soins, il est important que la personne puisse choisir ses vêtements et utiliser les attributs qui complètent sa tenue vestimentaire.

Les soins du corps

Toutes sociétés véhiculent par ses traditions, ses croyances et ses valeurs, des pratiques, des gestes et des attitudes corporelles répondant à l'application d'idéologies humanitaires et/ou de pratiques spirituelles. Ainsi, selon les cultures et le courant sociétal, l'individu a des habitudes d'hygiène corporelle et d'hygiène de vie qui varient dans leur fréquence et leurs modalités. Il adopte des habitudes qui diffèrent selon l'éducation, les commodités sanitaires, la promiscuité, l'influence de ses croyances.

Les soins en fin de vie

L'homme doté de la pensée s'est interrogé sur son environnement, sur la maladie qui lui ravissait des personnes chères. Il a toujours voulu protéger ses morts des prédateurs et croyait en une vie après la vie. Ainsi, l'homme a toujours cherché à donner un sens à la vie et à la mort et la poursuite de cette quête a porté l'individu à accomplir des rituels qui répondent à ses croyances. L'appartenance religieuse a grandement influencé ces actions notamment celles liées à la fin de la vie. L'homme qui se préoccupe du bien-être de ses défunts leur prodigue des soins du corps et soins de l'âme afin de maintenir leur sécurité psychologique.

Cet aspect spirituel et culturel est omniprésent dans les soins. Une méconnaissance ou un décalage culturel ou religieux sont parfois à l'origine d'incompréhension entre les soignants, le patient et sa famille lors des soins.

Les soignants, attentifs aux différentes préoccupations et coutumes, veillent à permettre l'accomplissement des rites dès lors que ceux-ci ne vont pas à l'encontre de la sécurité, de l'hygiène, qu'ils sont conformes aux règles qui régissent l'institution de soin, qu'ils laissent place aux soins prioritaires et ne mettent pas le patient en danger.

Ainsi les soins sont le point culminant du rapport à l'autre et selon les valeurs que chacun y apporte, ils sont le point de départ d'une relation humanisée. En effet, lorsque l'on s'engage dans une relation à autrui, on ne peut se situer seulement comme un infirmier, un soignant. Il devient indispensable de reconnaître dans l'autre une personne et de chercher à comprendre ce que cette personne représente pour soi, en tant que personne et ce que cela engendre comme réponse. Tenter de répondre à cette question « qu'est-ce que cette autre personne pour moi ? » ne repose pas uniquement sur des attitudes professionnelles, sur la connaissance de concepts et de valeurs mais bien sur son éthique personnelle du soin. Il devient nécessaire d'identifier ce qui nous interpelle dans la rencontre de l'autre, ce qui nous permet de considérer la personne à qui l'on délivre des soins comme sujet, la manière dont on prend soin d'elle dans un cadre donné. Cette philosophie de soin a eu pour conséquence un changement global de comportement des soignants tant au niveau du regard que de la parole, du toucher et de la verticalité.

➡ Le regard doit s'échanger dans le cadre d'un face à face, les yeux dans les yeux, à hauteur du visage; le soignant évitera la différence de position qui amène le plus souvent à mettre le patient dans une position basse.

La parole doit systématiquement annoncer et expliquer chaque geste, afin que le patient soit informé avant qu'il ne ressente l'action.

...

...
Le toucher s'inscrit dans un toucher de bien-être, il s'agit de transformer le « toucher utilitaire » en « toucher tendresse ». La verticalité, qui est l'une des caractéristiques qui nous distingue des animaux, doit être recherchée systématiquement, seule des contre-indications ou des impossibilités majeures doivent y faire renoncer. Le lever même de courte durée sera recherché.

L'holisme : la prise en charge holistique

La première définition historique du holisme, élaborée en 1926, correspond à la traduction suivante : « le holisme est la tendance dans la nature à constituer des ensembles qui sont supérieurs à la somme de leurs parties, au travers de l'évolution créatrice ». C'est-à-dire, la tendance de l'univers à construire des unités structurales de complexité croissante mais formant chacune une totalité.

Depuis sa naissance, en 1926, ce concept a toujours été très polémique. On l'emploie actuellement soit dans le sens lexical, soit dans le sens que ce terme a pris au sein de différentes disciplines (holisme ontologique, holisme méthodologique, holisme épistémologique, holisme logique, holisme sémantique, holisme philosophique, holisme des sciences humaines, holisme émergentiste).

Concernant les soins infirmiers, c'est l'holisme ontologique qui nous intéresse particulièrement. Il est défini de la façon suivante : système de pensée pour lequel les caractéristiques d'un être ou d'un ensemble ne peuvent être connues que lorsqu'on le considère et l'appréhende dans son ensemble, dans sa totalité, et non pas quand on en étudie chaque partie séparément. Ainsi, un être est entièrement ou fortement déterminé par le tout dont il fait partie ; il suffit de, et il faut, connaître ce tout pour comprendre toutes les propriétés de l'élément ou de l'entité étudiés. Il est souvent comparé à un système complexe qui est considéré comme une entité possédant des caractéristiques liées à sa totalité, et des propriétés non déductibles de celles de ses éléments.

Par analogie, une pendule est plus que la somme de ses parties, puisqu'elle indique l'heure.
Un être humain ne peut être appréhendé que comme la somme de ses systèmes (digestif, nerveux, locomoteur...), il doit l'être comme un tout vivant dans un environnement culturel, géographique, social, politique...

L'approche humaniste et les modèles conceptuels qui fondent les soins infirmiers s'articulent autour d'une approche globale de la personne encore appelée approche holistique. Cette conception de la santé et des soins repose sur l'idée que pour comprendre une personne et son problème de santé, il est indispensable de reconnaître les composantes biopsychosociales de tout bénéficiaire de soins. Ainsi, les composantes somatiques, psychiques, spirituelles et environnementales ne peuvent être dissociées de l'individu, de son histoire et seule une approche systémique globale peut aboutir à la dispensation de soins infirmiers singuliers.

L'accueil

L'accueil est la manière de recevoir quelqu'un et de se comporter avec lui quand il arrive. C'est aussi la réception que l'on fait à une personne lorsqu'elle nous aborde, lorsqu'elle arrive, avec l'intention de lui souhaiter la bienvenue et de l'aider dans ses démarches et son intégration.

L'accueil qui est à la base d'un lien social peut être ritualisé par des automatismes culturels, sociaux pouvant influencer la relation qui s'établit ou s'établira avec la personne accueillie.

Dans la pratique professionnelle, l'accueil est considéré comme la première étape dans la prise en charge de la personne soignée. Il revêt donc une importance majeure du fait de la venue de la personne dans un univers qui lui est souvent inconnu et qu'il s'effectue dans un contexte le plus souvent anxiogène.

Les bonnes pratiques[25] des soins infirmiers déterminent les éléments constitutifs de l'accueil, à savoir recueillir les informations concernant la personne soignée, fournir une information organisationnelle au patient afin qu'il s'adapte au mieux à la structure, dispenser les soins requis par la situation de santé et l'urgence.

L'accueil conditionne la perception du patient et de son entourage sur le séjour. Cet acte qui doit être personnalisé répond à plusieurs finalités :

- sécuriser la personne accueillie. L'objectif est de délivrer à la personne les informations lui permettant de trouver ses repères et de maîtriser au plus vite son environnement. Différents moyens sont accessibles pour fournir l'information (livret d'accueil, protocole ou entretien d'accueil...) ;
- surmonter son anxiété. L'objectif est d'accompagner la personne avec empathie pour l'aider à identifier les stratégies qu'elle peut mettre en place pour faire face à la situation nouvelle qu'elle vit ;
- permettre aux soignants de s'adapter à la situation du patient. L'objectif est alors de s'entretenir avec la personne afin de la connaître, de repérer ses ressources, d'identifier ses attentes et ses besoins.

APPLICATION DES CONCEPTS, DES PRINCIPES ET DES VALEURS

Les savoirs qui viennent d'être abordés constituent des points de repère sur lesquels va s'appuyer la pratique professionnelle. Ils correspondent à des concepts, des valeurs et/ou des principes. Les définitions suivantes permettent de constater qu'il n'existe pas véritablement de frontière entre les différents termes, une valeur pouvant relever d'un concept et s'ériger en principe.

Concept

Un concept est généralement décrit comme étant une représentation mentale d'un objet, une idée abstraite c'est-à-dire quelque chose conçu par l'esprit. Le concept met en évidence un aspect de la réalité filtré par l'intuition et la capacité cognitive à donner forme à une pensée, à une représentation.

25 Se référer au volume 3 de la collection les « Essentiels en IFSI », sous la direction de Carole Siebert et Katy Le Neurès, *Raisonnement et démarche clinique. Projet de soins*, Elsevier-Masson, 2009.

Le dictionnaire Larousse énonce que « le concept est un objet abstrait, conçu par l'esprit, ou acquis par lui, et permettant d'organiser les perceptions et les connaissances ».

D'après le *Dictionnaire de la psychologie* (1991), « le concept est la forme la plus élémentaire de la pensée… C'est toujours une idée mais générale, c'est ce qui le différencie de l'image mentale (représentation) qui reste individuelle. Le concept sert à organiser les connaissances et permet le raisonnement logique ».

Geneviève Roberton et Chantal Cateau, quant à elles, avancent : « Le concept n'est ni un mot de sens courant, ni une idée, ni une notion, ni une représentation. Le concept se démarque du sens commun, des idées, notions et représentations en ce qu'il ne porte plus d'affects d'une part, et en ce que sa construction scientifique (structuration des attributs ou composantes) permet de dégager les éléments significatifs et transférables de connaissances, faisant progresser les pratiques observées[26]. »

Un concept est un objet construit qui est basé sur des opérations mentales et non sur des images mentales. C'est une construction abstraite qui vise à rendre compte du réel, sans en retenir tous les aspects.

La définition qui est donnée d'un concept est étroitement liée à son domaine d'application. Un concept a fait l'objet d'observations, de vérifications scientifiques, ainsi chaque discipline crée ses propres concepts ou adapte à ses finalités des concepts issus d'autres sciences.

Principe

Un principe peut être défini comme étant la cause, l'origine ou le fondement de quelque chose. Un principe peut aussi servir à un raisonnement, il peut constituer une règle, une norme.

« Un principe est établi comme une règle juridique par un texte en termes assez généraux, destiné à inspirer diverses applications et s'impose avec une autorité supérieure (exemple : principe de non-discrimination, de solidarité, de précaution, de désintéressement, d'inviolabilité du corps humain, de loyauté…). Les principes fonctionnent comme des lois auxquelles une personne ou un groupe sont particulièrement attachés et auxquelles ils se réfèrent pour juger une action. Un principe est ce que l'on tente de respecter dans la réalisation de son action. Il exprime la valeur dans le registre de la nécessité, ces valeurs pouvant être professionnelles, institutionnelles, nationales ou universelles. Un principe peut servir une ou plusieurs valeurs[27] ».

C'est également une exigence qui est fixée. On retrouve de nombreux principes dans la réglementation.

Exemples : le principe de la laïcité dans les services publics, l'égal accès de tous à des soins de qualité, la continuité des soins dans les établissements accueillant des patients.

La loi du 4 mars 2002 relative aux droits des malades et à la qualité du système de santé pose comme principes généraux le droit à la protection de la santé, le droit au respect de la dignité, le respect de la vie privée et le secret des informations.

…

26 Geneviève Roberton, Chantal Cateau, *Diplôme d'État d'infirmier. Le travail de fin d'études*, Masson, 2004, p. 28.

27 Charlaine Durand, *Gestions Hospitalières*, n° 492, 2010.

...
L'article L 1110-4 énonce que « toute personne prise en charge par un professionnel, un établissement, un réseau de santé ou tout autre organisme participant à la prévention et aux soins a droit au respect de sa vie privée et du secret des informations la concernant ».

L'article 1112-2 précise que la qualité de la prise en charge des patients est un objectif essentiel pour tout établissement de santé. Celui-ci doit procéder à une évaluation régulière de leur satisfaction portant notamment sur les conditions d'accueil et de séjour...

La continuité des soins est un principe de tout établissement accueillant des patients

Les principes peuvent aussi être orientés sur l'exercice professionnel, il en est ainsi de l'indépendance professionnelle, du désintéressement, du professionnalisme, de la responsabilité.

Valeur

Le terme « valeur », du latin classique *valorem* (accusatif de *valor*, « valeur ») représente ce qui est vrai, beau, bien, selon un jugement personnel plus ou moins en accord avec celui de la société, de l'époque. En philosophie, une valeur est une norme de conduite personnelle ou sociale relevant de la morale ou de l'éthique, de la politique, de la spiritualité ou de l'esthétique.

Dans le champ professionnel, les valeurs sont des références communes fondant la conduite professionnelle de chacun. Elles sont identifiées de façon collective et diffusées auprès de tous les acteurs. Elles constituent un cadre de référence utile. Une valeur agit comme un principe idéal auquel se réfèrent communément les membres de la collectivité pour fonder leurs jugements, pour diriger leur conduite.

Les valeurs d'une profession dépendent à la fois de l'objet de son travail, des conséquences de son action sur la transformation de la réalité et donc des responsabilités qui en découlent, de la législation en cours mais aussi des valeurs véhiculées au sein de la société dans laquelle elle s'inscrit.

Exemples de valeurs

Valeurs universelles	Valeurs sociétales	Valeurs professionnelles
Respect de la vie	Liberté	Secret professionnel
Dignité de la personne	Égalité	Confraternité
Non-discrimination	Fraternité	Professionnalisme
	Citoyenneté	Droits du patient...

Exemple de valeurs érigées en principe : respect de la vie et de la dignité, du secret professionnel, des droits du patient.

Les valeurs professionnelles peuvent être classées selon qu'elles concernent préférentiellement le patient ou le professionnel.

S'agissant du patient, les IDE veilleront au respect du secret professionnel, des droits des patients (dignité, intimité, consentement...).

S'agissant de l'exercice professionnel, les valeurs retenues sont le professionnalisme (responsabilité, assistance, respect des prescriptions, actualisation des connaissances...), la probité, l'indépendance professionnelle, la confraternité.

Par ailleurs, certaines valeurs sont liées aux missions de l'établissement.

Par exemple, en SSR, la valeur accordée à l'autonomie sera privilégiée par rapport à un service de court séjour où primera l'action curative.

CONCLUSION

Le monde de la santé connaît des transformations majeures induites par la demande toujours croissante des usagers. Cette demande porte notamment sur une prise en charge globale et sur des soins sans risque, ce qui s'est traduit par l'apparition de nouvelles exigences envers les établissements de santé, exigences qui se concrétisent au travers d'une procédure : la certification. Dans ce contexte, les personnes soignées ont développé un sens critique face à la qualité des soins amenant les soignants à considérer et réajuster les écarts qui existent entre leur pratique et les attentes des bénéficiaires des soins.

Le soin doit être pensé et organisé. D'un point de vue théorique, il relève d'un enchaînement ordonné d'étapes aboutissant à un résultat déterminé. Cependant, si le caractère systématique du processus à suivre est indispensable, il importe de toujours inscrire le soin dans un projet de soins ou de vie qui lui donne sens parce que répondant à une situation singulière.

L'application des soins s'appuie sur une méthode de travail que l'on peut présenter schématiquement en quatre étapes. L'infirmier doit construire mentalement une projection de l'activité à réaliser, il valide ensuite sa capacité à agir, il réalise alors le soin en respectant, là encore, une succession d'étapes et il termine par une pratique réflexive.

Cette démarche vise à ce que le patient reçoive les soins les plus appropriés, tout en lui garantissant la meilleure sécurité sanitaire. Ainsi, les soins de confort et de bien-être dispensés par les soignants reposent sur des concepts, des valeurs et des principes, développés précédemment, et s'inscrivent dans une démarche qualité.

Bien des soins semblent évidents tant ils sont répétés au quotidien, cependant la personne malade n'est jamais la même, l'évolution de son état de santé est souvent imprévisible. Aussi le soignant doit réfléchir sur son implication, son positionnement quant à l'application des concepts, des principes et des valeurs.

La réalisation d'un soin de bien-être et de confort, comme tout autre soin, nécessite, au-delà de la prise en compte des valeurs professionnelles, une compétence technique et relationnelle. Le processus de réalisation définit ci-dessous répond à un certain nombre de caractéristiques[28].

28 À partir des normes de qualité, DHOS, *Guide du service de soins infirmiers*, 2e édition (septembre 2001), http : www.sante.gouv.fr

Avant le soin	Pendant le soin	Après le soin
• Collecte des informations permettant d'évaluer la situation de la personne soignée et d'identifier les risques encourus • Vérification de la prescription et des consignes infirmières concernant l'acte à réaliser • Contrôle de la modification de l'état de santé de la personne soignée avant de réaliser le soin • Application des protocoles de soins infirmiers concernant l'intervention • Respect des règles d'hygiène générales et spécifiques • Préparation et vérification du matériel • Information de la personne soignée des modalités de réalisation du soin et précisions quant au risque de douleur et des contraintes éventuelles • Recherche du consentement et des attentes de la personne, si besoin expression des craintes	• Identification et gestion des risques prévisibles • Utilisation d'un matériel adapté et conforme • Respect de l'intimité et du confort de la personne soignée • Gestion de la douleur et des effets désagréables provoqués par l'acte de soin • Établissement d'une relation de mise en confiance et éventuellement d'aide • Écoute et observation de la personne soignée, • Prise en compte des expressions verbales et non verbales	• Réinstallation de la personne soignée en tenant compte de ses besoins • Tri, décontamination, rangement du matériel... • Transmission • Évaluation

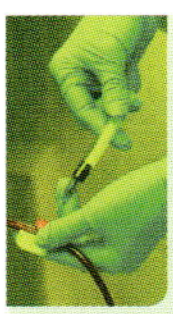

Accompagner la personne dans la réalisation de ses soins quotidiens (Compétence 3)

Étapes de réalisation	Justification	Savoirs mobilisés
Identification du but du soin	• Répondre aux besoins explicites ou implicites du patient	• Démarche clinique
Identification des ressources humaines et matérielles, relatives à la personne, savoirs et savoir-faire	• Dispenser un soin adapté à la personne, à la situation et au contexte	• Démarche clinique
Évaluation de la situation avec l'identification des risques	• Identifier la nature et les modalités d'exécution du soin • Mettre en place des mesures préventives	• Démarche clinique • Soins de confort et de bien-être • Gestion des risques
Recueil du consentement du patient	• Appliquer la réglementation (droits du patient) • Appliquer les principes et les valeurs des soins (la personne bénéficiaire des soins est reconnue comme acteur dans son parcours de soins)	• Législation, éthique, déontologie

Étapes de réalisation	Justification	Savoirs mobilisés
Préparation du soin	• Réduire les aléas et les risques liés au soin • Dispenser un soin de qualité	• Soins de confort et de bien-être
Réalisation du soin	• Répondre à un besoin clairement défini	• Soins de confort et de bien-être
Rangement et décontamination du matériel	• Prévenir le risque infectieux	• Infectiologie/ Gestion des risques • Soins de confort et de bien-être
Transmission aux professionnels	• Assurer la continuité des soins • Garantir des soins de qualité	• Législation • Démarche clinique • Gestion des risques
Évaluation du soin	• Mesurer et/ou apprécier le résultat obtenu (atteinte de l'objectif, satisfaction de la personne) • Améliorer la pratique professionnelle	• Gestion des risques • Soins de confort et de bien-être • Qualité des soins et évaluation des pratiques

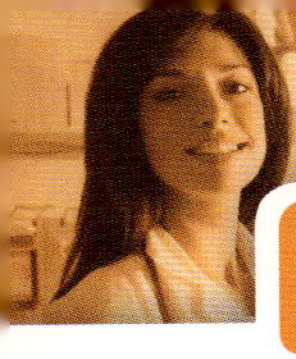

AGIR

SITUATION Nº 1

Mme Zafari, formatrice en IFSI est hospitalisée et opérée en urgences dans l'hôpital support de l'IFSI. L'intervention consiste en une salpingectomie et ovariectomie (intervention type Pfannenstiel[29]).

Elle est très fatiguée, et souffre beaucoup malgré les antalgiques. A J3 de l'intervention, Mme Zafari a des saignements vaginaux consécutifs à l'intervention, et de ce fait, elle porte un slip en filet et des garnitures. L'infirmière qui refait le pansement est accompagnée d'une étudiante de 1re année de l'école. Pendant la réalisation du soin par l'IDE, l'étudiante se tient appuyée au pied du lit, face à la patiente qu'elle observe. Mme Zafari, ne dit rien, elle est bien trop fatiguée, mais elle est mal à l'aise et supporte mal cette situation.

À partir des concepts évoqués dans le présent chapitre, analysons la situation pour comprendre les raisons qui peuvent expliquer le mal être de la patiente.

Dans le cas présent, il existe une atteinte à l'intimité. En effet, l'intimité concerne le privé, sexuel et personnel, et c'est aussi une notion qui traduit à la fois, une opposition entre l'intérieur et l'extérieur (du corps), entre ce qui relève du privé et du social et enfin entre ce qui relève du domaine privé et du domaine public. La situation sociale fait que la patiente et l'étudiante sont amenées à se côtoyer dans un autre contexte (l'IFSI) que le contexte hospitalier. De ce fait, de par leur fonction sociale respective, il existe entre les deux protagonistes, antérieurement à la situation d'hospitalisation qui induit une relation soignant-soigné, un autre type de relation, une relation de travail particulière, de type enseignant-enseigné, qui va se perpétuer durant une période plus ou moins longue. La situation actuelle traduit une rupture, puisque pour la patiente il n'existe plus de séparation entre son domaine privé (elle, en tant que personne malade, dans une chambre d'hôpital) et le domaine social et public (représenté par sa fonction de formatrice à l'IFSI), puisqu'une étudiante de l'IFSI, est dans sa chambre d'hôpital, qui relève, de par la charte du patient, du domaine privé.

La localisation du pansement au niveau du pubis fait que le concept de pudeur peut lui aussi être évoqué dans cette situation. En effet, la situation de soin oblige la patiente à dévoiler une partie intime de son corps, la zone pubienne, qui touche de surcroît à la génitalité et ce devant deux personnes dont une, l'étudiante, qui est spectatrice. Le port d'un slip en filet et de garniture hygiénique majore le sentiment de honte qui peut être ressenti par la patiente. Le mal-être généré est augmenté par l'installation de l'étudiante, appuyée au pied du lit, qui conforte le coté « voyeur » et peu professionnel de la situation.

Le consentement de la patiente n'a pas été recherché, ce qui aurait pu lui permettre de refuser la présence de l'étudiante. En effet, l'hospitalisation, l'intervention, la douleur ont rendu la per-

29 L'incision de Pfannenstiel est une laparotomie comportant une incision cutanée transverse réalisée au niveau du pubis, juste au dessus de l'os dans la zone pileuse et une incision du péritoine verticale sous ombilicale.

sonne vulnérable, et celle-ci n'est pas suffisamment forte pour se positionner et dire non à la situation qu'on lui impose. Ce soin, qu'elle peut par ailleurs vivre comme une atteinte de son corps, s'accompagne d'une non-considération de sa personne et de sa capacité à être autonome, c'est-à-dire de sa capacité à décider par soi-même, pour soi-même, puisqu'elle ne participe pas à la décision quant à la présence de l'étudiante pour la réalisation de son pansement. Enfin, on peut évoquer la mise à mal de sa dignité car la vulnérabilité de la personne n'est pas prise en compte, la patiente est devenu objet de soin : le soignant ne s'est pas soucié des conséquences possibles.

SITUATION 2

Madame Vespiren a 88 ans; elle revient de l'hôpital où elle a été opérée d'une coxarthrose qui la faisait souffrir et limitait ses déplacements. Elle retrouve sa chambre dans la maison de retraite dans laquelle elle vit depuis deux ans. Cette hospitalisation l'a fatiguée, elle apprécie retrouver son calme, ses habitudes et les autres résidents.

A son retour, son périmètre de marche est restreint et ses capacités physiques sont diminuées.

L'objectif fixé par les soignants est que Mme Vespiren se déplace sans aide pour les actes de la vie courante (aller au réfectoire, aux WC, marcher dans sa chambre...) d'ici un mois.

L'équipe est très à l'écoute de Mme Vespiren. L'infirmier lui a bien expliqué qu'elle devrait augmenter progressivement sa participation et qu'elle fixerait cette progression avec les soignants en fonction de son état. Chaque jour, elle parvient à faire un exercice physique avec la kinésithérapeute.

Les soignants l'encouragent à réaliser progressivement ses déplacements, ils l'accompagnent dès qu'elle veut effectuer un transfert. Mme Vespiren est rassurée, elle retrouve confiance et récupère de sa fatigue. Elle a bien perçu que sa sieste ne devenait plus aussi impérieuse qu'au début. Elle n'abuse pas de l'aide qu'on lui apporte, elle sait qu'elle seule peut agir sur sa marche. Elle remercie Emilie, l'aide soignante qui chaque jour la soutient dans ses efforts. Avec elle, Mme Vespiren accomplit des activités adaptées à son état et aujourd'hui, elle a souhaité se rendre à son activité préférée, la peinture.

Identifions les concepts présents dans cette situation et les attitudes des soignants qui traduisent leur application dans l'exercice professionnel.

Concept de dépendance. La dépendance est mise en évidence par le besoin d'aide de Mme Vespiren dans ses actes de la vie quotidienne. Elle dépend d'une tierce personne pour pouvoir subvenir à ses besoins. L'attitude des soignants, être à l'écoute et proposer des actions progressives, démontre leur compréhension des difficultés et la nécessité d'exploiter les ressources d'ordre psychologique de la personne pour l'inciter à marcher.

Concept d'autonomie. L'autonomie est le pouvoir de décider soi-même de la conduite de sa vie. Ce concept est mis en évidence par le positionnement de Mme Vespiren. Elle est fatiguée mais a bien compris qu'elle seule pouvait agir sur son retour à la marche. L'attitude des soignants envers son autonomie est perceptible dès lors que l'infirmier prend le temps d'expliquer à Mme Vespiren ce qui est projeté et l'implique dans la détermination des progrès à fixer.

L'infirmier a évalué les capacités physiques et psychiques de Mme Vespiren, il s'appuie sur ses ressources et la considère comme « acteur » de son projet de soin et il a cherché à obtenir son consentement. L'ayant obtenu, un contrat moral se met en place. Cela implique que l'infirmier lui fournit une explication précise de sa situation et des effets attendus par les actions projetées, cela sous-entend que Mme Vespiren fait des choix en connaissance de cause et que l'équipe s'engage à les respecter.

Concept de dignité. Il s'agit du respect dû à la personne parce qu'elle appartient à l'espèce humaine, la personne est traitée comme une fin en soi. Les attitudes des soignants attestent de cette reconnaissance et de l'affirmation du respect de la dignité de la personne. Ils ne la laissent pas dans l'ignorance de sa situation, valorisent ses efforts, soutiennent son implication, encouragent ses prises de décisions et d'initiative. Ils lui portent un regard bienveillant et démontrent ainsi que la vulnérabilité temporaire de Mme Vespiren ne la fait pas paraître à leurs yeux comme étant moins digne d'intérêt ou d'attention.

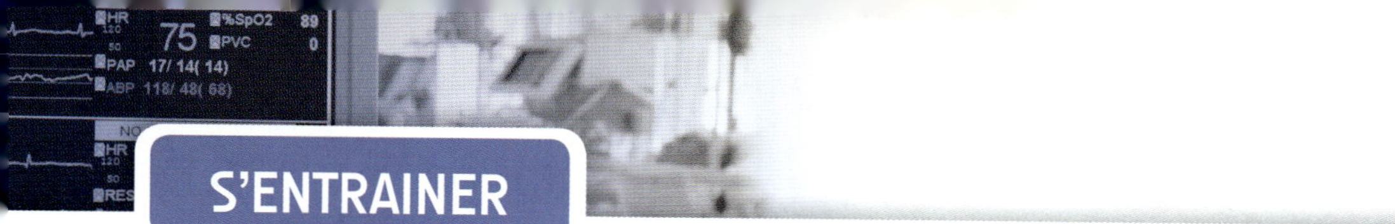

S'ENTRAINER

VÉRIFIER SES CONNAISSANCES

1 QROC (Questions à réponses ouvertes courtes)

1. Énoncez les deux types de variables utilisées pour apprécier l'autonomie des personnes âgées, précisez les éléments sur lesquels repose la classification et citez-en trois pour chacune des catégories.

2. Indiquez en quelques phrases à quoi correspond le *care* et le *cure* dans le soin.

3. Énoncez les éléments de l'humanitude.

TRANSFÉRER À D'AUTRES SITUATIONS

Madame Boulé, âgée de 81 ans, est prise en charge par un cabinet infirmier suite à l'oubli fréquent de ses médicaments, ce qui a eu pour conséquence un déséquilibre de son diabète (non insulinodépendant) et une majoration de ses difficultés à assumer seule ses activités de la vie quotidienne… Suite à la dernière consultation avec son médecin traitant, ce dernier complète la prescription par une aide à la toilette : deux douches par semaine.

Le lendemain, Mme Boulé informe l'infirmier qui est venu lui donner son traitement de la nouvelle prescription et lui précise qu'elle préférerait qu'une infirmière vienne lui donner ses soins.

L'organisation du cabinet infirmier qui est du ressort de l'infirmier est mise en place.

Mme Boulé habite dans un petit appartement dont la salle d'eau est petite et peu fonctionnelle, elle est obèse, et vit mal le fait de ne plus pouvoir assumer ses soins d'hygiène. Mme Boulé qui est plutôt une dame de contact agréable devient nerveuse et irritée à chaque fois que l'infirmier vient. Elle se plaint régulièrement de sa conduite auprès de sa voisine et de sa fille (qui vit loin d'elle) : celui-ci l'aurait plusieurs fois appelé par son prénom lors de ses venues, la dirigerait sur le rangement de ses médicaments et lui ferait des remarques désagréables lorsqu'elle n'exécute pas ses recommandations. Il emploierait un ton péremptoire avec elle.

1. Justifiez les concepts, valeurs ou principes identifiés dans cette situation.

CORRIGÉS

VÉRIFIER SES CONNAISSANCES

1 QROC (Questions à réponses ouvertes courtes)

1. On distingue :
– les variables dites « discriminantes » qui se rapportent à la perte d'autonomie physique et psychique : cohérence – orientation – toilette – habillage – alimentation – élimination – transferts (se lever, se coucher, s'asseoir) – déplacement à l'intérieur – déplacement à l'extérieur – communication à distance ;
– les variables dites « illustratives » qui concernent la perte d'autonomie domestique et sociale (elles n'entrent pas dans le calcul du GIR mais apportent des informations utiles à l'élaboration du plan d'aide) : gestion personnelle de son budget et de ses biens – cuisine – ménage – transports – achats – suivi du traitement – activités de temps libre.

2. Dans la pratique professionnelle, le soin comporte deux dimensions, l'une perceptive correspond au terme *care* quand il s'agit de faire attention à..., se soucier de..., avoir de la sollicitude pour... Il s'agit dans ce cadre de regrouper l'ensemble des soins qui permettent le bien-être physique, mental et social de la personne. L'autre relève d'une dimension curative du soin et se traduit par le terme *cure* qui signifie réparer (puisqu'il convient de traiter...), de procurer des soins à...

3. Les éléments sont : la verticalité, le toucher, le regard partagé, le sourire, la parole, la relation à l'autre et à la société.

TRANSFÉRER À D'AUTRES SITUATIONS

1. Dans cette situation, on constate que plusieurs éléments peuvent être repérés. Il en est ainsi de la pudeur, de l'autonomie, de la dignité avec le respect des droits du patient tel que le consentement.

Le premier concept qui apparaît est celui relatif à la pudeur. Dans le cas présent, la pudeur correspond à la volonté de cette dame de soustraire à la vision d'autrui, un homme de surcroît, son corps nu. Elle ne souhaite pas être touchée, lavée par un homme car la toilette du corps touche notamment à la sphère génitale. Il est probable que le toucher entre un homme et une femme renvoie à la sexualité et ce d'autant plus que la sphère génitale est concernée. En effet, l'âge de cette dame, permet d'évoquer une éducation faite dans les années 1930, période où la religion revêt une grande importance et où le corps ne doit pas être touché et doit être caché. L'obésité ne favorise pas l'acceptation du corps par la personne elle-même et majore la difficulté à devoir le montrer.

Ce soin, qu'elle peut vivre comme une atteinte de soi, s'accompagne du non-respect de sa demande, d'une non-considération de sa personne. En effet, elle avait demandé à l'infirmier que les soins d'hygiène soient dispensés par une femme. L'absence de prise en compte de ses souhaits démontre une démarche irrespectueuse. C'est la volonté du soignant qui prime sur celle du patient. Selon la sensibilité de la personne, cela porte atteinte à sa dignité. En effet, si sa demande est bafouée, la personne peut intégrer qu'elle n'est pas digne de respect alors que la définition même de la dignité évoque un respect inconditionnel.

De plus, le comportement de l'infirmier, décrit par ce qu'il dit et fait, traduit une inadéquation avec les valeurs et les principes professionnels qui sont prônés. En effet, le refus de permettre à une infirmière de venir assurer les soins, le ton péremptoire, le commandement et les observations verbales désagréables traduisent une non-reconnaissance, une non-acceptation de la personne, et une non-prise en compte du concept d'autonomie. Être soignant suppose d'analyser les besoins de la personne, d'y répondre de manière la plus adaptée et la plus personnalisée possible, de trouver les moyens de favoriser l'autonomie de la personne quelle que soit la rupture de santé, avoir la conviction qu'ensemble il est possible de... Pour y parvenir, le soin à dispenser ne doit pas perdre son essence fondamentale, qui est de considérer l'individu dans son unicité et son individualité. Ainsi favoriser et respecter l'autonomie de cette personne consiste à la considérer comme acteur, ce qui implique que le soignant accompagne ses décisions, fait avec elle et non à sa place.

2 Hygiène corporelle et alimentation

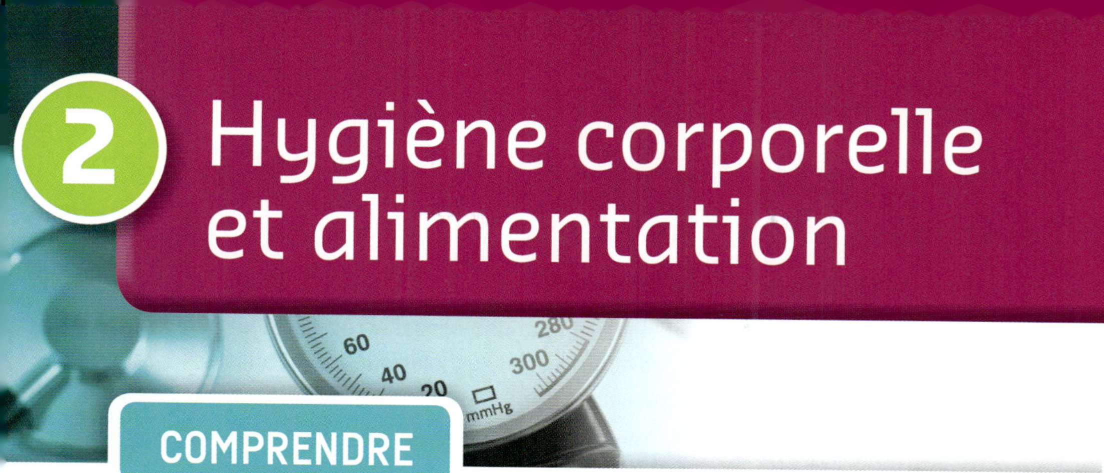

COMPRENDRE

INTRODUCTION

Dans le cadre de son rôle propre, l'infirmier dispense des soins liés aux fonctions d'entretien et de continuité de la vie. Ces soins ont pour but de compenser partiellement ou totalement un manque ou une diminution d'autonomie d'une personne ou d'un groupe de personnes.

La majeure partie de ces activités relève de la compétence trois qui consiste à accompagner une personne dans la réalisation de ses soins quotidiens. Ainsi, l'infirmier est amené à réaliser des soins et des activités liés à l'hygiène personnelle, à l'alimentation, à l'élimination, au repos et au sommeil, à la mobilisation, à la conscience et à l'état d'éveil. Ces soins visent à améliorer le bien-être et le soulagement de la souffrance physique et psychologique, et à permettre les activités occupationnelles et/ou de médiation.

La notion de soin[1] s'entend comme l'action ou l'ensemble d'actions qu'une personne accomplit pour se soigner ou pour soigner autrui. Ces soins ont pour but de maintenir les fonctions vitales de l'organisme, d'entretenir la vie, de maintenir, protéger, restaurer et promouvoir la santé. Ils prennent en compte les habitudes de vie, les coutumes, les croyances, la culture, les valeurs de la personne ou du groupe auquel ils s'adressent. Ils sont également désignés par de multiples termes : soins courants, soins de base, soins de maintenance, soins de suppléance, soins coutumiers, soins d'entretien et de continuité de la vie, auto-soins. De façon impropre, les professionnels les nomment parfois soins de nursing, alors que ce terme signifie soins infirmiers.

Ces actes de soins infirmiers visent à venir en aide, à suppléer partiellement ou totalement l'état de dépendance d'une personne, à atteindre un état transitoire de satisfaction, de plaisir et d'harmonie. Pour y parvenir, il convient de s'assurer de l'adéquation[2] du soin au contexte professionnel, à la personne et aux risques spécifiques.

1 René Magnon, *Dictionnaire de soins infirmiers*, Masson.

2 Voir chapitre 4.

LES SOINS ET ACTIVITÉS LIÉS A L'HYGIÈNE CORPORELLE

Généralités : confort, bien-être et hygiène

Le confort et le bien-être

Le terme « bien-être » est défini dans le Robert comme une sensation agréable procurée par la satisfaction de besoins physiques, l'absence de tensions psychologiques. C'est aussi un sentiment de bonheur, d'aisance matérielle ou spirituelle.

C'est également une situation matérielle qui permet de satisfaire les besoins de l'existence, on parle alors d'aisance.

Comfort, terme d'origine anglaise, est traduit en français par deux termes non équivalents : un nom masculin, le confort, et un verbe transitif, réconforter.

Selon le Robert, le terme « confort » regroupe tout ce qui contribue au bien-être, à la commodité de la vie matérielle. Son antonyme étant l'inconfort.

Quant au verbe « réconforter », c'est un terme du XIIe siècle qui signifie donner, redonner du courage, de la force d'âme, de l'énergie pour supporter ou combattre l'adversité. Le synonyme est soutenir. Réconforter revêt une autre signification, d'apparition plus contemporaine, qui est de redonner momentanément des forces physiques, de la vigueur à une personne affaiblie. Dans ce cas, les synonymes sont remonter, revigorer, stimuler, par opposition à abattre, affaiblir, décourager, accabler. Ainsi, le réconfort, nom qui découle de ce verbe est l'action de redonner du courage, de l'espoir.

Ces définitions mettent en évidence les deux orientations sémantiques. D'une part, une dimension matérielle, il s'agit alors de répondre à la satisfaction des besoins physiques et des attentes de la personne. D'autre part, une dimension relationnelle mise en évidence par le réconfort qui sous-tend une notion dynamique, une interactivité et donc une relation.

Historiquement, un des buts des soins infirmiers défini par Florence Nightingale est de réconforter le malade c'est-à-dire d'appréhender et de répondre aux besoins et aux attentes de la personne et de considérer son environnement[3].

Dans la pratique de soin, le confort et le bien-être sont relativement faciles à saisir dans leur dimension matérielle et physique. Le bien-être se traduit par l'expression du visage, la posture corporelle et les dire de la personne. Répondre aux besoins de bien-être et de confort d'une personne consiste à lui permettre de disposer des commodités nécessaires à la satisfaction de ses besoins.

Une dimension plus subjective parce que liée au confort moral est le bien-être psychologique, « plus difficile à appréhender et souvent sous-estimé par les soignants, car les pratiques ou les stratégies utilisées sont souvent intuitives, difficiles à décrire ou à expliquer ». Cet état implique une action relationnelle, comme par exemple encourager et valoriser les progrès au cours de la rééducation, accepter l'expression des sentiments de la personne et l'amener à s'exprimer davantage son ressenti, apaiser un moment d'inquiétude par de la présence et de l'écoute, valoriser les éléments positifs du moment… Ainsi, le bien-être et le confort touchent à la santé, au plaisir, à la réalisation de soi et à l'harmonie avec soi et son environnement.

3 Maud Beccheraz, *Expérience et signification du réconfort*, ARSI n° 69, 2002.

Il faudra attendre 1992 pour que le concept de réconfort considéré dans ces deux acceptions soit clairement identifié comme étant mesurable.

L'hygiène générale

L'hygiène peut être définie comme la partie de la médecine qui étudie les moyens individuels ou collectifs, les principes et les pratiques qui cherchent à préserver ou favoriser la santé. Respecter ces pratiques aboutit à l'accomplissement normal des fonctions de l'organisme. Plusieurs composantes peuvent être identifiées, parmi les principales nous retiendrons l'hygiène corporelle, l'hygiène de vie et l'hygiène environnementale :

- l'hygiène de vie correspond à la mise en œuvre des principes relatifs à différentes composantes que sont l'alimentation, le sommeil, l'activité... Ainsi, l'hygiène alimentaire qui consiste dans le choix du régime, suivant l'âge, l'activité et les états pathologiques permet d'éviter les intoxications alimentaires et de prévenir certaines maladies métaboliques, comme le diabète, ou certaines consommations abusives comme celles de boissons alcoolisées ;
- l'hygiène environnementale est constituée par l'ensemble des conditions sanitaires relatives aux lieux publics, aux lieux de vie et de travail ;
- l'hygiène corporelle est l'ensemble des soins apportés au corps afin de maintenir le corps en état de propreté.

Dans notre société, la propreté corporelle est d'une grande importance, elle se traduit par le lavage du corps, des cheveux, des mains, des pieds et la recherche incessante de la suppression des odeurs corporelles, notamment celle de la transpiration et de l'haleine. Cette évolution des habitudes et des comportements s'accompagne d'un espace aménagé qui prend une place de plus en plus importante dans les habitats où l'on voit se multiplier salle de bain, salle d'eau et nombre de lavabos. Ainsi l'espace et les produits consacrés aux soins d'hygiène évoluent et tiennent une place majeure.

Les soins d'hygiène sont des interventions qui visent à assurer à une personne le bien-être auquel elle aspire, bien-être qui correspond à l'atteinte d'un état transitoire de satisfaction, de plaisir et d'harmonie et à lui donner un environnement satisfaisant, sain et agréable.

> Lit propre, bien fait, environnement propre, rangé et aéré...

L'application des principes d'hygiène se traduit principalement par l'hygiène individuelle qui comporte les soins de propreté du corps mais s'étend à tout ce qui concerne les conditions de vie matérielles et psychiques.

Les soins d'hygiène corporelle et de propreté[4]

Ils correspondent à l'ensemble de soins qu'une personne effectue en vue de préserver l'intégrité de ses téguments et d'assurer son bien-être physique et mental. L'infirmier contribue à leur exécution en tenant compte des besoins et des habitudes de vie des personnes, des moyens disponibles et des normes de réalisation. Les soins d'hygiène corporelle ont pour première fonction de chasser la saleté.

4 René Magnon, *Dictionnaire de soins infirmiers*, Masson

Ils représentent une part non négligeable de l'activité de l'infirmier, activité qui l'expose à des situations difficiles tant il est peu aisé de faire face au corps nu, vieillissant, mutilé, déformé de la personne malade. Ces soins, souvent appréhendés par leur aspect technique, technique de la toilette au lit, technique du change..., sont des moments où la personne se dévoile, s'éloigne de ses préoccupations médicales et interpelle le soignant sur son vécu, son image d'elle-même. C'est durant ces soins que le soignant fait face à des sensations diverses et parfois si intenses, qu'elles deviennent difficilement supportables. Il s'agit des odeurs, des sensations tactiles en fonction des zones du corps et de l'aspect du corps malade, amputé, drainé. C'est encore les déchets issus du corps, les souillures qui soulèvent d'intenses sentiments. Toutes ces impressions sont éprouvantes.

Assurer des soins et des activités liés à l'hygiène corporelle nécessite d'évacuer les souillures et les immondices corporels, de nettoyer le corps même dans ses parties les plus intimes et d'accomplir toutes les activités qui vont conduire au bien-être et au confort. C'est bien un « rapport au sale avant d'être un soin de confort qui requiert du soignant une attention particulière tant ces soins d'hygiène peuvent être perçus péjorativement parce que considérés comme dégradants, alors même qu'ils sont vitaux et assurent la continuité de la vie[5] ».

Une douche peut être proposée avec l'intention d'assurer l'hygiène corporelle, sa finalité est bien la propreté.

Un bain, même s'il contribue à la propreté corporelle, apporte d'autres bénéfices à la personne. Il procure du délassement, selon la température de l'eau, il peut être énergisant ou reposant, il peut contribuer à atténuer des douleurs... Sa finalité vise le confort et le bien-être.

De même, un pédiluve peut être réalisé pour laver les pieds d'une personne, pour faciliter la pédicurie. Il peut être également envisagé comme un soin de confort associant massage et hydratation de la peau.

Les soins plus fréquents sont : toilette corporelle et génitale, hygiène dentaire et buccale, soins des cheveux, pédiluve, hygiène des mains et des ongles, rasage, peuvent être proposés dans le cadre d'une aide partielle ou d'une suppléance totale et être effectués au lit ou au lavabo, à la douche, dans la salle de bain.

Les perturbations de l'hygiène corporelle

La négligence ou l'incapacité de maintenir des mesures d'hygiène corporelle satisfaisantes ont pour conséquence de donner à la personne une apparence non soignée et d'altérer téguments et phanères[6].

La malpropreté

La peau joue un rôle important dans la protection de l'organisme contre les agents microbiens. Lorsque la personne ne peut ou ne veut pas assurer son hygiène corporelle, certaines

5 Marie-Annick Delomel, *La toilette dévoilée*, Éditions Séli Arslam.

6 La peau et les muqueuses constituent les téguments, les cheveux, les poils, les dents et les ongles représentent les phanères.

modifications sont visibles sur les téguments, les phanères, et des odeurs de transpiration, d'urine, d'haleine fétide sont décelables. On observe des zones calleuses, sales, noires notamment au niveau des pieds, des coudes, des mains. Les ongles sont noirs, mal coupés, les cheveux gras, collés… Un état de malpropreté peut favoriser le développement de :

- pédiculose : présence de poux sur le corps au niveau des cheveux et de morpions sur les zones poilues ;
- teigne : affection du cuir chevelu causée par des champignons ;
- tartre : dépôts adhérant autour des dents, espaces interdentaires encombrés.

L'altération des téguments

Des lésions de la peau peuvent être causées par l'irritation d'un vêtement, la persistance du contact avec l'acidité des substances éliminées (sueurs, fèces, urine) par des parasites qui se développent dans ces conditions propices.

Par ailleurs, la peau peut être altérée du fait de la présence de facteurs de risque qui la rendent plus vulnérable. L'âge diminue sa résistance, les pressions provoquent des traumatismes, l'accumulation de saleté associée à des lésions favorise la formation de croûtes qui provoquent des ulcérations en profondeur…

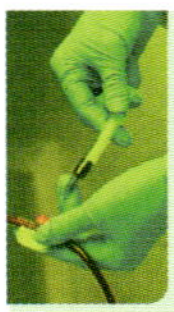

Les étapes du soin et des activités liés à l'hygiène corporelle et au confort

Le but des soins est de préserver l'intégrité des téguments et des phanères.
Le résultat de ces soins est le maintien de l'apparence soignée et de la propreté de la personne, son confort physique, psychologique.

Étapes de réalisation	Justification des actions Interventions	Savoirs mobilisés
Identification du but du soin	**Répondre aux besoins explicites ou implicites du patient** • En matière de propreté corporelle selon l'état corporel évalué : – observer l'aspect général de la peau (pigmentation, hydratation, coloration, odeur) – identifier les manifestations en faveur de la propreté : apparence des cheveux, propreté des cavités (oreilles, nez, nombril), aspect des ongles (longueur, propreté, coloration), des talons (hydratés, peau douce), des coudes (hydratés, peau lisse), aspect de la bouche (humide, état de la dentition, coloration des dents) – repérer les odeurs (haleine, sueurs, parfum…) – s'enquérir des habitudes de propreté de la personne (fréquence et modalités de la toilette, produits utilisés…)	• Démarche clinique

Étapes de réalisation	Justification des actions Interventions	Savoirs mobilisés
Identification du but du soin (suite)	– vérifier la présence de prothèse et les modalités de leur entretien • En matière de bien-être et confort selon ce que la personne a exprimé et ce qui répond à son état actuel (proposer toilette au lavabo, douche, bain…) • En matière d'hygiène de l'environnement selon le contexte de la situation : – s'assurer que l'état de la chambre, de la salle de bain soit compatible avec leur utilisation : propreté, fonctionnalité du lavabo et de la douche – veiller à ce que l'état de la literie, du linge de toilette soit compatible avec leur usage : propreté et douceur des serviettes, gants de toilette… – vérifier l'état du matériel de toilette : propreté de la brosse à dent, de la brosse à cheveux…	• Démarche clinique
Identification des ressources	**Adapter le soin à la personne et à la situation** • Identifier les ressources de la personne au niveau physique : – s'assurer du maintien de la posture assise ou debout, couchée (actif, passif, résistance) – apprécier les mouvements possibles (abduction, adduction, extension…), leur ampleur (modérée, large…) et leurs caractéristiques (coordonnés, harmonieux, complets) et les capacités de réalisation des mouvements (se pencher, s'accroupir, se soulever, s'étirer, attraper des objets, marcher…), d'adaptation de l'organisme à l'effort modéré… • Identifier les ressources de la personne au niveau psycho-cognitif, culturel : – apprécier l'importance accordée à l'hygiène – identifier les habitudes de propreté et les produits utilisés **Ajuster les ressources selon le cycle de vie de la personne** • Identifier les ressources humaines et matérielles disponibles dans la structure : – les soignants disponibles (si action en binôme)… – les salles de bain, les produits et le linge de toilette (qui peuvent être éventuellement mis à disposition de la personne)… – le matériel de transfert (chariot-douche), le petit matériel (cuvette…)	• Démarche clinique • Grandes fonctions et cycles de la vie • Psychologie, sociologie, anthropologie

Étapes de réalisation	Justification des actions Interventions	Savoirs mobilisés
Évaluation de la situation avec identification des risques	**Identifier la nature et les modalités du soin à faire** • Réaliser une douche, une toilette au lavabo, un bain, un pédiluve… • Réaliser un soin d'hygiène, un soin de confort • Assurer suppléance, aide partielle… • Mettre en œuvre les mesures préventives en regard des risques identifiés (risques de chute, d'hypotension orthostatique, de malaise vagal, de douleur…)	• Démarche clinique • Soins de confort et de bien-être • Gestion des risques
Recueil du consentement du patient	**Appliquer la réglementation** (droits du patient) • Appliquer les principes et les valeurs des soins (la personne bénéficiaire des soins est reconnue comme acteur dans son parcours de soins) • Recueillir le consentement de la personne	• Législation, éthique déontologie
Préparation du soin	**Réduire les aléas et les risques liés au soin** • Dispenser un soin de qualité : – réunir sur un chariot ou dans la pièce, le matériel, le linge, les produits à utiliser… – s'assurer de la disponibilité, de la propreté… de la salle de bain – chauffer la pièce, fermer les portes… – installer le matériel de sécurité (tapis de douche, siège de douche…) – disposer le nécessaire pour faciliter leur prise au décours du soin, pour limiter la durée d'exécution du soin et éviter les allers et venues dérangeants	• Soins de confort et de bien-être • Infectiologie et hygiène • Gestion des risques
Réalisation du soin	**Répondre au besoin identifié** • Installer la personne (selon son souhait, ses habitudes, les risques identifiés) • Solliciter le patient selon ses capacités • Utiliser les ressources de la personne (linge et matériel de toilette personnel…) • Tenir compte des réactions de la personne au décours du soin • Utiliser ses affaires personnelles	• Soins de confort et de bien-être • Infectiologie/ Gestion des risques
Rangement et décontamination du matériel	**Prévenir le risque infectieux** • Laisser l'environnement propre, rangé • Évacuer le linge et/ou le matériel sale • Aérer la pièce après le soin…	• Infectiologie/ Gestion des risques • Soins de confort et de bien-être

Étapes de réalisation	Justification des actions Interventions	Savoirs mobilisés
Transmission aux professionnels	**Assurer la continuité des soins** • Noter tout changement au niveau de l'intégrité de la peau… • Préciser les progrès de participation et tout élément significatif	• Législation • Démarche clinique
Évaluation du soin	**Mesurer et/ou apprécier le résultat obtenu (atteinte de l'objectif)** • Personne propre présentant un aspect soigné • Expression d'un sentiment de bien-être et de confort **Améliorer la pratique professionnelle** • Réfléchir sur le déroulement du soin • Identifier les éléments favorisant ou freinant l'implication du patient • Rechercher les paroles aidantes formulées…	• Gestion des risques • Soins de confort et de bien-être • Qualité des soins et évaluation des pratiques

HABILLAGE ET DÉSHABILLAGE

Aider le patient à l'habillage ou au déshabillage fait suite ou précède le soin d'hygiène corporelle. Il s'agit de changer une tenue vestimentaire pour une autre : retirer un pyjama pour mettre des habits de ville ou inversement, enlever ses effets personnels pour enfiler une tenue à usage unique….

Les rôles du vêtement

Le vêtement représente un moyen de protection contre les différences de température. Il est adapté à la saison, à la température ambiante. Il préserve aussi la pudeur de la personne, et permet la liberté de mouvement.

C'est aussi un moyen de communication non verbale et l'expression d'un lien social. Par le vêtement s'expriment la personnalité, l'intérêt pour la mode et l'élégance. La nécessité de changer de vêtement fréquemment, en dehors du change « hygiénique » reflète l'image que la personne a d'elle-même et son appartenance sociale, appartenance sociale qui se traduit aussi par la qualité, la coupe, la signature (marque) du vêtement ainsi que par le soin qu'y porte la personne (bien rangé, bien plié et non chiffonné…).

Les qualités du vêtement

Le vêtement est choisi selon la circonstance, la situation, l'activité, la sensibilité et le goût de la personne. Sa matière doit favoriser le confort et éviter l'excès de transpiration, c'est le cas du coton, de la soie, des matières naturelles en général. Les composants textiles et les moyens de lavage sont choisis pour limiter les risques d'allergie et de désagréments locaux tels que la rugosité, l'irritation, les démangeaisons.

Le mouvement est rendu possible par la forme et l'ampleur du vêtement qui ne doit pas serrer pour éviter les effets garrot. Le vêtement « sportwear » est un compromis entre la tenue de ville et le pyjama. Il doit correspondre à la taille et la stature de la personne, il ne doit être ni trop long, ni trop court, ni trop large, ni trop serré afin de contribuer au bien-être physique de la personne qui le porte.

La sensation de confort qu'il procure doit être recherchée, notamment lors d'une hospitalisation. Le vêtement ne doit pas entraver la liberté de mouvement, et permettre d'effectuer sans risque les différents transferts, de porter un appareillage médical, de suivre des exercices de rééducation...

Pour répondre également à l'esthétisme qui lui est normalement dévolu il doit exister une harmonie dans les couleurs, entre les pièces du haut et du bas, il ne doit pas être troué, déchiré, sans attache, décousu...

L'hygiène du linge

Le vêtement qui est porté près du corps, à même la peau, est propre et changé très régulièrement. Il appartient à la personne, mais parfois il peut être prêté par l'institution. Dans certains cas notamment après une intervention chirurgicale, préférer les sous-vêtements jetables tels que les slips en filet par exemple, ou les surblouses à usage unique.

Le linge sale est évacué par le circuit du linge hospitalier s'il appartient à l'institution ou jeté s'il est à usage unique. Lorsque l'entretien est réalisé par la famille, il est placé dans un sac à distance des autres effets propres pour lui être restitué. En cas de souillure, il est isolé des autres pour éviter les odeurs et leur contamination.

L'intégrité des fonctions et les conséquences de leur altération

S'habiller et se déshabiller demande de coordonner des mouvements. De ce fait, l'absence d'intégrité de certaines fonctions peut engendrer des conséquences néfastes sur la capacité à se vêtir.

Au niveau physique s'habiller nécessite des mouvements précis, stabilité et équilibre, ainsi que la possibilité de se pencher, de se baisser, de réaliser des efforts et donc de les tolérer.

En fonction de l'état de santé, de la fatigue, de la douleur, du matériel médical dont la personne est porteuse, ces capacités peuvent être modifiées. Ainsi habillage et déshabillage sont fréquemment l'objet d'adaptations tant dans la forme que dans la durée d'exécution.

Un membre non fonctionnel, un hémicorps paralysé exigent des ajustements puisque la mobilisation est limitée voire impossible. De ce fait le membre « inopérant » sera dévêtu en dernier pour être habillé en premier.

Au niveau psychologique, la personne qui manifeste de l'intérêt pour son apparence physique choisit ses vêtements, distingue les propres des sales, précise ses attentes en termes de confort, d'esthétique.

Ne pas pouvoir effectuer seule cette activité par perte de ses fonctions physiques, par indisponibilité du linge nécessaire, par manque d'envie, de force, de conscience (démence) sont autant d'éléments qui modifient la manière de réaliser ce soin.

Enfin, l'habillage se termine par une touche esthétique. Les boutons sont boutonnés, les chaussettes remontées, les lacets attachés, les vêtements sont mis dans le bon sens...

Une touche finale est apportée, la personne est coiffée, les parements lui sont proposés tels que sa montre, ses bijoux, une ceinture, un foulard...

L'inhabileté à se vêtir et se dévêtir

Cette inhabileté peut être consécutive à deux types de difficultés. La première concerne la prise de décision quant au fait même de s'habiller ou de choisir des vêtements appropriés, la seconde correspond à l'incapacité physique à se vêtir.

Les troubles d'ordre psychologique

Une personne peut présenter une apparence négligée en lien avec un manque d'intérêt ou de motivation pour son image corporelle. Plusieurs raisons peuvent expliquer ce désintéressement qu'il convient de repérer. Il peut s'agir d'une anxiété consécutive à une situation de crise (maladie, séparation, deuil, conflit de rôle social...). Dans ce cas, l'esprit de la personne est préoccupé par des difficultés majeures qui l'empêchent de se soucier de son image corporelle. Parfois il s'agit d'un manque de connaissance de soi et de son environnement et la personne ignore en quoi son habillement est inadéquat au regard de la situation.

Dans d'autres cas, cette incapacité peut être liée à la présence de troubles mentaux, de démence. La personne peut alors se vêtir et se dévêtir sans cesse, ne pas se rendre compte de son apparence, porter des vêtements inadaptés qui sont le reflet de son délire, de ses troubles. Elle peut aussi ne pas percevoir la nécessité de se vêtir.

Les troubles d'ordre physique

Comme pour d'autres activités quotidiennes, une altération de la capacité physique à se mouvoir, à exécuter des mouvements coordonnés et harmonieux, peut être à l'origine d'une difficulté pour se vêtir. Il en est ainsi des personnes présentant une atteinte physique, une diminution de la motricité des membres, ou d'une partie de leur corps. De même, le port d'un dispositif médical peut être une entrave à la liberté de mouvement de la personne. Ainsi, un pansement, un drainage, une perfusion, une sonde... mais aussi la douleur et la fatigue peuvent entraver la capacité à se vêtir et le port de vêtements. La personne économise alors son énergie pour l'investir dans d'autres activités qu'elle considère comme prioritaires. La personne soignée qui peut ne pas mobiliser ses habiletés de façon adéquate, en vue de se protéger des agressions de l'environnement ou encore dans le but de préserver sa pudeur et son estime de soi doit être aidée, guidée par les soignants.

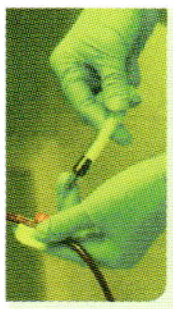

Les étapes du soin d'habillage et déshabillage

Le but des soins est de protéger le corps de la personne.

Le résultat en est le respect de l'intégrité et de la dignité de la personne.

Étapes de réalisation	Justification des actions Interventions	Savoirs mobilisés
Identification du but du soin	**Répondre aux besoins explicites ou implicites du patient** • Dans l'expression de ses choix vestimentaires : – reconnaître la signification du vêtement (apparence, appartenance) pour la personne – faire choisir les vêtements selon les goûts, – repérer si la personne identifie la nécessité d'adapter les vêtements à la situation (bloc opératoire, kinésithérapie, perfusion…), guider si nécessaire pour qu'ils soient appropriés à la situation… – rechercher les vêtements appropriés aux fonctions physiologiques, à la situation, la température – s'assurer que les vêtements présentent les éléments qualitatifs requis (propreté, confort, chaleur, protection de la pudeur…) – respecter le port d'objets de parement (ceinture, foulard…)	• Démarche clinique
Identification des ressources	**Adapter le soin à la personne et à la situation** • Connaître les ressources de la personne : – s'assurer du maintien de la posture assise ou debout, favorable à l'habillage ou au déshabillage – apprécier les mouvements, (abduction, adduction, extension, pronation, leur ampleur (modérée, large…), leurs caractéristiques (coordonnés, harmonieux, complets, précis…) – identifier les capacités à se pencher, s'accroupir, se soulever, s'étirer, attraper des objets, marcher, tenir l'équilibre, lever une jambe…, et les capacités d'adaptation à l'effort… – ajuster les ressources selon le cycle de vie de la personne	• Démarche clinique

Étapes de réalisation	Justification des actions Interventions	Savoirs mobilisés
Identification des ressources (suite)	• Identifier les ressources humaines et matérielles disponibles dans la structure : – disposer de vêtements adéquats… – repérer les possibilités de l'institution pour palier à un manque de vêtements appropriés	• Démarche clinique
Évaluation de la situation	**Identifier la nature et les modalités du soin à faire** • Procéder à l'habillage ou au déshabillage • Intéresser le patient au changement de vêtements • Préciser les modalités d'exécution en fonction des ressources identifiées • Suppléance, aide partielle… • Mettre en place des mesures préventives en regard des risques identifiés (chute, inhabileté…)	• Démarche clinique • Soins de confort et de bien-être • Gestion des risques
Recueil du consentement du patient	**Appliquer la réglementation** (droits du patient) • Appliquer les principes et les valeurs des soins (la personne bénéficiaire des soins est reconnue comme acteur) • Recueillir le consentement de la personne	• Législation, éthique, déontologie
Préparation du soin	**Réduire les aléas et les risques liés au soin** • Dispenser un soin de qualité : – réunir sur un chariot ou dans la pièce, les vêtements, les accessoires aux vêtements : – disposer dans l'ordre d'utilisation (au-dessus le linge qui sera enfilé le premier, en dessous celui qui sera mis en dernier), prévoir les chaussons ou chaussures – rapprocher le matériel pour faciliter sa prise au décours du soin, pour limiter la durée d'exécution du soin et éviter les allers et venues dérangeants – aménager l'environnement pour préserver l'intimité de la personne – dégager l'espace pour faciliter les mouvements – lui permettre de se regarder dans un miroir à la fin du soin…	• Soins de confort et de bien-être

Étapes de réalisation	Justification des actions Interventions	Savoirs mobilisés
Réalisation du soin	**Répondre au besoin identifié** : l'habillage ou déshabillage • Installer la personne selon son souhait, ses habitudes pour parvenir à se vêtir ou se dévêtir, selon les risques identifiés • Effectuer le soin en respectant les normes de qualité • Utiliser les ressources de la personne (vêtement personnel…) • Tenir compte des réactions de la personne au décours du soin • Solliciter le patient selon ses capacités • Veiller à l'aspect esthétique	• Soins de confort et de bien-être
Rangement et décontamination du matériel	**Prévenir le risque infectieux** • Laisser l'environnement propre, rangé selon les habitudes du patient • Laisser accessible ses affaires personnelles • Évacuer le linge sale, séparer le linge souillé des autres vêtements…	• Infectiologie/ Gestion des risques • Soins de confort et de bien-être
Transmission aux professionnels	**Assurer la continuité des soins/Garantir des soins de qualité** • Noter tout changement dans les habiletés et capacités du patient • Préciser les progrès de participation et tout élément significatif	• Législation • Démarche clinique • Gestion des risques
Évaluation du soin	**Mesurer et/ou apprécier le résultat obtenu (atteinte de l'objectif, satisfaction de la personne)** • Habillement adapté à la situation et à la personne • Pudeur de la personne préservée • Satisfaction de la personne **Améliorer la pratique professionnelle** • Réfléchir sur le déroulement du soin • Identifier les éléments favorisant ou freinant l'implication du patient • Rechercher les paroles aidantes formulées…	• Gestion des risques • Soins de confort et de bien-être • Qualité des soins et évaluation des pratiques

SOINS ET ACTIVITÉS LIÉS À L'ALIMENTATION

Moment privilégié qui rythme en général la journée d'une personne, le repas est source de plaisir, de partage avec ses proches. En institution, ce moment peut être attendu, il représente un temps de pause entre les soins, il séquence la journée. Parfois, il peut être redouté car il met en évidence une altération fonctionnelle, il nécessite des efforts et engendre de la fatigue. Enfin, les horaires, les modalités des repas et les aliments ne correspondent pas toujours aux façons de faire, de vivre et de manger de la personne.

L'alimentation consiste à apporter chaque jour à la personne les aliments et les liquides indispensables à sa survie. Les aliments vont servir à la nutrition de l'organisme, les liquides participent au maintien de l'équilibre électrolytique, à l'hydratation de la peau et des muqueuses, et ils favorisent l'élimination des déchets métaboliques.

Diététique et nutrition

La *diététique* est la science qui étudie l'hygiène et la thérapeutique alimentaire. Il s'agit des règles à suivre pour équilibrer l'alimentation : ration calorique, apport d'éléments indispensables, et l'adapter aux besoins individuels. La diététique regroupe l'ensemble des méthodes et des principes de réalisation des régimes alimentaires conçus pour les malades.

La *nutrition* est le processus par lequel un organisme vivant absorbe les aliments, les assimile, les transforme et les utilise pour sa croissance, son entretien, son fonctionnement et pour produire chaleur et énergie. À travers ce phénomène, on étudie les propriétés des aliments, leur utilisation dans l'organisme et par là même, leurs effets sur la santé. Les liens établis entre la santé et l'alimentation révèlent que la façon de se nourrir a une influence sur l'apparition de certaines maladies notamment les pathologies cardiovasculaires et les cancers, mais également que les déséquilibres alimentaires perturbent la qualité de vie en altérant la santé et en limitant l'espérance de vie.

Les aliments sont des éléments complexes, absorbés par l'organisme au cours des repas. N'étant pas directement assimilables, ils doivent subir des transformations pour passer d'une composition complexe à une composition simple directement assimilable, sous la forme de nutriments.

L'équilibre alimentaire

L'équilibre alimentaire fait partie d'un ensemble de comportements qui contribuent à l'hygiène de vie de l'individu. Il se traduit par une composition variée des menus avec différentes associations d'aliments, par l'ingestion de repas diversifiés, composés de toutes les catégories d'aliments. Il vise aussi à répondre aux goûts culinaires et à la culture des personnes. Lorsque pour des raisons diverses, les individus n'appliquent pas ces préconisations dans leur mode de vie, des déséquilibres nutritionnels peuvent apparaître.

Ces déséquilibres peuvent être dus à une privation ou à une insuffisance quantitative d'aliments, ce qui se traduit par une dénutrition, une malnutrition, ou à un excès de nourriture, ou encore à une nourriture de mauvaise qualité.

Les constituants des aliments

Pour fonctionner correctement, l'organisme a besoin d'une certaine proportion de protides, de lipides et de glucides mais aussi de vitamines, de sels minéraux et d'eau qui sont apportés par une alimentation équilibrée composée d'aliments contenant ces différents composés.

Les protides

Les protides, constitués d'unités d'acides aminés mises bout à bout, sont des macromolécules composées d'une ou plusieurs chaînes d'acides aminés.

Il existe 20 acides aminés (AA) disponibles, dont 8 sont dits essentiels car ils ne peuvent être fabriqués par l'organisme (isoleucine, leucine, lysine, méthionine, phénylalanine, thréonine, tryptophane, valine), ils doivent alors être impérativement apportés par l'alimentation.

Ils sont nécessaires à la formation de la masse musculaire et au renouvellement des tissus. Ils constituent deux sous-groupes en fonction de leur origine. Les protéines animales apportent les acides aminés indispensables que l'organisme ne peut fabriquer (viande, œufs, poissons) et qui sont indispensables à son fonctionnement. Les protéines végétales sont riches en calcium (lait, fromages).

Les lipides

Les lipides sont des corps gras renfermant un acide gras ou un dérivé (ester, les alcools…).

Ils constituent une réserve d'énergie, participent à la structure des membranes cellulaires et jouent un rôle d'isolant thermique. Ils sont constitués majoritairement de triglycérides, eux-mêmes formés d'acides gras. On distingue, selon le type de liaisons chimiques, les acides gras saturés (AGS) et les acides gras insaturés.

Les AGS, souvent d'origine animale, sont des graisses solides à température ambiante, ils ont une nette propension à augmenter le taux de cholestérol sanguin, ce qui implique un risque athérogène[7].

Les acides gras insaturés (AGMI et AGPI), souvent d'origine végétale, ont tendance à abaisser la cholestérolémie.

Notre corps peut synthétiser la majorité des acides gras, sauf 2 dits « essentiels » (les acides linoléique et a-linolénique) que nous devons trouver dans notre alimentation : huile de colza, huile de soja (acide linoléique), les graines oléagineuses telles les noix, cacahuètes, tournesol… (acide a-linolénique).

Les glucides

Les glucides sont indispensables au bon fonctionnement du cerveau et de la plupart des tissus. Ils constituent une source et une réserve d'énergie.

Les glucides ou hydrates de carbone sont des molécules de sucre identifiées sous différentes formes telles que les oses, osides ou polyosides (polysaccharides). Ils sont classés selon leur rapidité d'absorption par l'organisme qui peut être rapide ou lente, c'est pour cette raison que l'on emploie aussi le terme de sucres simples (glucose, fructose, saccharose, lactose) et de sucres complexes (amidon) et selon leur pouvoir glycémique. Ce dernier se traduit par un index glycémique, c'est-à-dire selon leur action sur la glycémie.

7 Qui favorise la constitution de plaques d'athérome (dépôts graisseux) sur les parois des vaisseaux sanguins.

L'index glycémique[8] est un critère de classement des aliments contenant des glucides, basé sur la glycémie durant les deux heures suivant leur ingestion. Il compare le pouvoir glycémiant de chaque aliment, mesuré directement lors de la digestion. L'index glycémique d'un aliment est donné par rapport à un aliment de référence, auquel on attribue l'indice 100 comme pour le glucose pur :

- un sucre rapide, rapidement assimilé par l'organisme, est un sucre ayant un index glycémique supérieur à 70. Les sucres rapides sont, le plus souvent, des sucres simples. Exemples de sucres rapides : le glucose, le pain blanc, le riz blanc ; la pomme de terre en purée contient des sucres complexes tels que l'amidon mais est classée dans les sucres rapides car son indice glycémique est de 80 ;
- un sucre lent, donc lentement assimilé par l'organisme, est un sucre ayant un index glycémique inférieur à 55. Les sucres lents sont généralement des sucres complexes ou polysaccharides. Exemple de sucres lents : le pain complet, les lentilles, les pâtes ; le fructose est un sucre simple mais aussi un sucre lent car son indice glycémique est inférieur à 55.

➡ Avant l'effort, un apport de glucides complexes est indispensable à la reconstitution du glycogène musculaire (pâtes, pommes de terre, légumes secs).

Les sels minéraux

Un sel est un composé chimique dans lequel l'hydrogène d'un acide a été remplacé par un métal. Ainsi les sels portent des noms dérivés de ceux des acides, suivis du nom du métal. Les sels minéraux sont le fer, le calcium, le potassium…

Les sels minéraux tels que le calcium, le chlore, le potassium, le sodium et le phosphore sont des macroéléments. Leur teneur est comprise entre 0,1 % et 1 % de la matière sèche.

Les oligoéléments

Ce sont des sels minéraux présents en très petite quantité dans l'organisme. Présents dans les aliments, ils sont directement assimilables et indispensables au bon fonctionnement de l'organisme.

Leur teneur est inférieure à 0,1 % de la matière sèche. Ils sont présents dans les aliments et sont directement absorbables. Ils comprennent le fer (Fe), l'iode (I), le cuivre (Cu), le zinc (Zn), le manganèse (Mn), le sélénium (Se) et le chrome (Cr).

Les vitamines

Les vitamines sont des substances organiques existant en très petite quantité dans certaines matières nutritives et ne rentrant dans aucune des grandes classes d'aliments. Elles sont indispensables à la croissance et au maintien de l'équilibre vital. Elles doivent être apportées par l'alimentation, sous peine de voir apparaître une maladie dite par carence.

On distingue deux catégories de vitamines : les vitamines liposolubles et hydrosolubles :

- les vitamines liposolubles :
  - vitamine A : antixérophtalmique (contre la sécheresse de la conjonctive responsable d'opacité de la cornée),

8 L'index glycémique a été inventé par l'équipe de David J. Jenkins à l'université de Toronto en 1981.

– vitamine D : antirachitique (contre les troubles du métabolisme phosphocalcique responsable de trouble de la croissance osseuse),
– vitamine K : vitamine de la coagulation, dont la carence provoque un syndrome hémorragique,
– vitamine E ;

- les vitamines hydrosolubles :
  – vitamine B1 : antinévritique (contre les lésions des nerfs),
  – vitamine C : antiscorbutique (contre le scorbut, maladie liée à une carence en vitamine C contenu dans les fruits et les légumes frais),
  – vitamine B9, ou acide folique : pouvoir antianémique ; l'acide folique se trouve en abondance dans les épinards.

Les familles d'aliments

Groupe 1 : l'eau, les liquides et les boissons

L'eau, qui représente environ 63 % de la masse corporelle d'un adulte, est indispensable à l'organisme. Il est donc impératif de compenser ses pertes liées à l'activité, à la température corporelle et ambiante, au climat et au métabolisme par un apport hydrique correspondant.

Les adultes ont un besoin hydrique de 35 à 45 mL d'eau/kg/jour, soit environ 2 500 mL/jour pour une personne de 60 kg. Ces 2 500 mL sont fournis pour moitié par les boissons, l'autre moitié étant apportée par l'eau de constitution des aliments et l'eau produite par les réactions d'oxydation.

Groupe 2 : les fruits et les légumes frais

Ces aliments présentent des qualités nutritionnelles intéressantes pour l'organisme, parce qu'ils sont riches en eau, en sels minéraux et oligoéléments, en vitamines et en fibre alimentaire. Ils ont une assez faible valeur énergétique car ils sont pauvres en graisse, leur teneur en sucre est cependant variable. Ils sont préconisés dans la prévention de certaines maladies (cancers).

Groupe 3 : les pains, les céréales, les féculents, les légumes secs.

Ces aliments, riches en sucre lent, assurent (avec les lipides) la couverture des besoins énergétiques.

Appartiennent à ce groupe les pains, les céréales, les féculents (pommes de terre, riz, pâtes, semoules...) et les légumes secs (pois, haricots, lentilles...). Ils contribuent aux apports en fibre alimentaire, en vitamines B, en sels minéraux notamment en fer et en magnésium.

Groupe 4 : le lait et les produits laitiers

Ces aliments apportent des protéines essentielles, des graisses animales, du calcium, du phosphore, des vitamines liposolubles. Ce groupe englobe tous les produits lactés comme le lait et ses dérivés : la crème, les yaourts, les fromages. Ces aliments contribuent au développement et à la résistance de l'appareil squelettique, ils doivent être présents dans l'alimentation des enfants en pleine croissance et des personnes âgées.

Groupe 5 : les viandes, les poissons, les œufs

Les aliments de ce groupe sont principalement riches en protéines animales et en acides aminés essentiels. Ils fournissent aussi du fer indispensable à la synthèse de l'hémoglobine et à l'intégrité du système immunitaire, de la vitamine B12 et des oligoéléments.

Groupe 6 : les matières grasses

Dans ce groupe on classe les huiles, le beurre, les margarines, le saindoux… Ce sont les aliments qui fournissent les lipides et les acides gras essentiels ainsi que les vitamines A, D, et E, liposolubles indispensables au bon fonctionnement du système nerveux et au bon fonctionnement des cellules.

Groupe 7 : les produits sucrés

À la pointe de la pyramide on trouve des aliments qui contiennent des sucres rapides, qui fournissent à l'organisme de l'énergie rapidement disponible. Ce groupe d'aliments comprend les boissons sucrées, les pâtisseries, les biscuits, les bonbons, le miel, la confiture, le chocolat. Ces aliments procurent beaucoup de plaisir aux gourmands.

Les apports nutritionnels

Les apports nutritionnels conseillés, couramment abrégé ANC, représentent la quantité suffisante de différents nutriments (macronutriments : protéines, lipides, glucides, et micronutriments : vitamines, sels minéraux et oligoéléments) nécessaires pour assurer la couverture de l'ensemble de besoins physiologiques de chaque être humain en évitant toute carence alimentaire.

Un repas ne peut à lui seul couvrir la totalité des besoins journaliers de l'organisme, de ce fait les apports sont répartis sur la journée. Il est conseillé de prendre 3 repas équilibrés par jour, et d'éviter le grignotage entre chacun d'eux.

La variation des besoins nutritionnels est fonction du métabolisme de base, de l'activité physique, de l'âge et du sexe de la personne.

Le métabolisme et le métabolisme de base[9]

Le métabolisme est l'ensemble des réactions se produisant dans les cellules de l'organisme. Il permet soit d'extraire l'énergie des nutriments, c'est le catabolisme, soit de synthétiser les constituants nécessaires à la structure et au bon fonctionnement des cellules, c'est l'anabolisme.

Le métabolisme est l'ensemble des modifications chimiques qui ont lieu à l'intérieur de l'organisme, destinées à subvenir à ses besoins en énergie, à la formation, à l'entretien, à la réparation des tissus, à l'élaboration de certaines substances (hormones, anticorps…).

Le métabolisme basal est la quantité de chaleur exprimée en grandes calories, produite en une heure pour un mètre carré de surface corporelle, lorsque le sujet est au repos complet, à jeun depuis 14 ou 16 heures, dans une atmosphère moyenne de 16 °C et suffisamment couvert pour n'avoir à réagir ni contre le froid, ni contre la chaleur du milieu ambiant. La valeur moyenne normale, pour un homme adulte, est de 40.

Les besoins énergétiques moyens se calculent en multipliant la valeur du métabolisme de base (MB) par un coefficient approprié à l'activité de la personne. Le métabolisme basal d'un homme est estimé à 1 778 Kcal/jour et celui d'une femme à 1 518 Kcal/jour.

L'activité physique

À l'origine de la plus grande variation de la dépense énergétique, l'activité physique varie selon la nature de l'activité ce qui explique que les dépenses énergétiques puissent osciller entre 2 000 à 8 000 Kcal/jour.

9 *Dictionnaire illustré des termes de médecine*, Maloine, 2008.

L'activité physique est considérée comme faible si elle ne dépasse pas 30 minutes par jour, modérée si elle avoisine les 30 minutes et forte si elle dépasse 60 minutes. En fonction de celle-ci, la personne aura des besoins caloriques différents.

La thermogénèse postprandiale

Elle correspond à l'énergie dépensée pour métaboliser les aliments et dépend de la nature des nutriments ingérés. Elle élève le métabolisme de repos d'environ 5 % à 10 % par 24 heures.

La couverture des besoins énergétiques

La couverture des besoins énergétiques doit prendre en compte plusieurs aspects. Le premier concerne l'apport quantitatif à savoir le nombre de calories par jour, le second est davantage qualitatif puisqu'il prend en compte la répartition des différents nutriments pour chacun des repas et leur répartition selon leur provenance.

La meilleure façon de vérifier que les besoins énergétiques sont correctement satisfaits d'un point de vue quantitatif (ni trop, ni trop peu) est de s'assurer de la stabilité du poids et de se référer aux normes établies pour évaluer les besoins caloriques au regard du sexe et de l'activité.

Besoin / Activités	Les besoins caloriques d'un homme/jour[10]	Les besoins caloriques d'une femme/jour
Activité faible	2 100 KCal/jour	1 800 KCal/jour
Activité modérée	2 500 à 2 700 KCal/jour	2 000 KCal/jour
Activité forte	3 000 à 3 500 KCal/jour	2 400 à 2 800 KCal/jour

Tableau 2.I. Les besoins caloriques selon le sexe et l'activité

Les nutriments, source d'énergie que sont les glucides, les lipides, les protides, doivent être répartis d'une certaine manière pour un meilleur équilibre alimentaire. Ainsi, au cours d'un repas :

– 50 à 55 % des calories doivent être apportées par les glucides ;

– 12 à 15 % des calories doivent être apportées par les protides ;

– moins de 35 % des calories doivent être apportées par les lipides.

L'apport en énergie des principaux nutriments

Le calcul de la ration calorique s'effectue à partir de la règle suivante :

– 1 g de glucide correspond à 4 kilocalories (Kcal) ou 17 kilojoules (kJ) ;

– 1 g de protide correspond à 4 kcal ou 17 kJ ;

– 1 g de lipide correspond à 9 kcal ou 38 kJ ;

– 1 g d'alcool correspond à 7 kcal ou 29 kJ.

10 Dossier enseignant « À Table », Cap Sciences, 2004.

L'alimentation[11] de la personne âgée est fonction de son âge, de son activité, et des éventuelles pathologies dont elle est atteinte. Entre 70 et 75 ans, les besoins caloriques quotidiens se situent autour de 1900 Kcal pour l'homme et 1650 Kcal pour la femme.

- La sensation de soif diminue avec l'âge et la personne âgée oublie de boire. Il est donc indispensable de veiller à une hydratation régulière et suffisante tout au long de la journée pour prévenir tout risque de déshydratation.
- Le vieillissement des organes digestifs entraîne une diminution de l'absorption des aliments et donc une insuffisance en fer, folates, vitamines B12, zinc et calcium. La principale manifestation est la baisse du taux d'hémoglobine. En cas de malabsorption, il est nécessaire de compenser artificiellement ces manques, surtout si la personne ne consomme pas de fruits et de légumes, et si elle vit dans une région peu ensoleillée.

Lorsque l'apport hydrique est insuffisant, l'organisme réabsorbe au maximum l'eau afin de maintenir l'équilibre hydrique intra- et extracellulaire. Cette réabsorption est maximale au niveau du côlon, ce qui se traduit par des selles sèches et dures qui ont pour conséquence une défécation difficile voire, si elle est possible, douloureuse. En effet, les selles s'accumulent dans l'ampoule rectale mais ne sont pas éliminées, ce qui peut aboutir à la formation d'un fécalome qui est une accumulation d'un volume important de matières fécales déshydratées (asséchées), stagnant dans le rectum.

Il est donc nécessaire de pallier cette défaillance en les faisant boire fréquemment. Il faut alors quantifier les apports afin qu'ils correspondent aux recommandations car le vieillissement des organes entraîne souvent des insuffisances rénale et cardiaque. Dans ces conditions, un apport trop important d'eau peut également provoquer des problèmes de santé comme des œdèmes et notamment, un œdème aigu du poumon.

En cas de pathologie empêchant l'alimentation par voie orale, les nutriments peuvent être directement apportés à l'organisme soit par voie parentérale (voie intraveineuse) ou par voie entérale (directement dans l'estomac ou le jéjunum par l'intermédiaire d'une sonde).

Les troubles de l'alimentation

Les troubles de l'alimentation sont nombreux et parfois spécifiques à certaines pathologies. Quelle que soit leur étiologie, il nécessite prévention et surveillance de la part des soignants.

Les risques d'inhalation

Les personnes qui présentent des déficiences neurologiques sont sujettes à des risques d'inhalation, c'est-à-dire la pénétration dans les voies aériennes de substances alimentaires solides et/ou liquides, responsables d'une toux, de troubles respiratoires aigus pouvant entraîner une asphyxie et des infections pulmonaires. On parle également de fausse route. La fausse route est une erreur d'aiguillage : des aliments se trouvent acheminés vers les voies respiratoires à la place de la voie digestive *via* l'œsophage. S'ensuit le réflexe de toux qui vise à expulser les aliments des voies respiratoires et préserver ainsi leur intégrité.

Les situations à risque

– Les personnes présentant un syndrome neurodégénératif, des paralysies de la sphère ORL, une hémiplégie...

11 Marie Thelaba, « Manger pour vivre », revue *L'Aide-soignant*, n° 76, avril 2006.

– Les personnes en postopératoire encore sous l'effet des anesthésiants.
– Les personnes en postintervention sur l'appareil digestif haut ou l'appareil bronchique pour lesquelles il a fallu procéder à une anesthésie locale.
– La personne âgée du fait d'une modification voire de pathologie buccale touchant la dentition, les gencives, les muqueuses.

Les axes de prévention

– S'assurer des capacités de déglutition de la personne.
– Installer la personne en position assise pour les repas.
– Respecter le délai de jeûne pré et postopératoire.
– S'assurer de la reprise de la déglutition postopératoire en la testant avec une infime quantité d'eau.
– Choisir les textures d'aliments épaisses et préférer l'eau gélifiée[12] aux boissons classiques.
– Veiller à ne pas remplir la bouche de la personne et l'inciter à faire de petites bouchées.
– S'assurer de l'efficacité de la déglutition après chaque bouchée.
– Ne pas déconcentrer ou faire parler le patient durant la mastication et la déglutition.

Les troubles alimentaires

L'alimentation peut être inadéquate soit par déficit, soit par excès.

L'alimentation inadéquate par déficit

Elle se traduit par un apport nutritif insuffisant en quantité et en qualité pour répondre aux besoins métaboliques de l'organisme. Plusieurs facteurs peuvent altérer l'alimentation. Les mauvaises habitudes telles que le grignotage permanent, des maladies organiques et psychologiques, l'alcoolisme, certaines réactions médicamenteuses.

Les principaux termes utilisés lors d'un déficit alimentaire sont :
– l'anorexie qui est une perte ou diminution de l'appétit ;
– la dysphagie qui est une difficulté à avaler avec pour conséquence des difficultés dans l'acte de manger ;
– la nausée qui traduit une envie de vomir ;
– le vomissement qui est le rejet, d'une partie ou de la totalité du contenu gastrique, par la bouche.

L'alimentation inadéquate par surplus

Elle correspond à un apport alimentaire exagéré en quantité et en qualité par rapport aux besoins de l'organisme. Cet excès favorise l'embonpoint et l'obésité par accumulation de réserves engendrant des répercussions morbides pour l'organisme.

> L'obésité est définie comme l'hypertrophie générale du tissu adipeux. Elle est calculée à partir de l'indice de masse corporelle (IMC) qui est le rapport du poids (en kg) de la taille (exprimée en mètres) au carré. Une valeur supérieure ou égale à 30 définit l'obésité.

12 Composition de l'eau gélifiée : 18 g de poudre de gélatine alimentaire ou 18 g de feuille de gélatine pour un litre d'eau, avec possibilité d'ajouter des sirops (70 mL/L), de remplacer l'eau par du jus de fruits frais.

L'individu est porté à ingérer une quantité d'aliments supérieure à ses besoins pour des raisons psychologiques telles que le stress, l'anxiété, la solitude. Les troubles que l'on retrouve sont principalement la boulimie, la polyphagie.

La boulimie est une sensation de faim excessive associée à un besoin d'absorber une grande quantité d'aliments en peu de temps, ce symptôme se rencontre le plus souvent dans les processus psychopathologiques.

La polyphagie est un besoin excessif de manger souvent associé à l'absence de la sensation de satiété.

La dénutrition

La dénutrition s'installe progressivement, elle fait suite à de mauvaises habitudes alimentaires, des difficultés pécuniaires, des régimes intempestifs, la perte du plaisir de manger. Elle fragilise la personne, et notamment la personne âgée qui devient moins résistante aux infections. La dénutrition entraîne une fonte musculaire, la sarcopénie, qui majore le risque de fractures et installe progressivement une perte d'autonomie. L'évaluation du statut nutritionnel repose sur la surveillance du poids, de l'IMC et le dosage de l'albuminémie.

Elle touche particulièrement la personne âgée et elle est souvent d'origine multifactorielle. La dénutrition des personnes âgées constitue un véritable problème de santé publique puisque les dernières recherches indiquent que plus de 50 % de cette population présente des problèmes de dénutrition. C'est pourquoi nous abordons plus particulièrement la dénutrition de la personne âgée dans le cadre de ce chapitre.

Origine physique

Le vieillissement entraîne des modifications du goût et de l'odorat, qui ont un impact sur l'identification des saveurs et la perception des goûts salés et sucrés.

La dégradation de l'état bucco-dentaire qui touche la dentition (carie, appareil dentaire mal approprié…), les gencives (irritation, déchaussement…) entraîne des difficultés à la mastication, difficultés majorées par la sécheresse buccale qui rend difficile la déglutition.

Par ailleurs, le vieillissement des organes de la digestion modifie l'absorption des aliments, retarde l'assimilation des nutriments, ralentit le péristaltisme et entraîne une constipation. L'ensemble des modifications de la digestion se caractérise par des ballonnements et une somnolence postprandiale.

Tous ces éléments expliquent que l'alimentation ne soit plus un plaisir pour la personne âgée, qui de ce fait n'accorde plus d'importance aux repas.

Par ailleurs, certaines maladies neurodégénératives perturbent la capacité à s'alimenter du fait de difficultés pour utiliser les couverts, pour couper les aliments, pour rester à table.

Origine psychologique

Les aspects psychologiques de la dénutrition sont souvent en lien avec des événements que vit la personne âgée, tels que des modifications de son environnement (entrée en institution), des réactions à un événement familial et personnel (décès d'un membre proche).

La personne qui se retrouve seule perd rapidement le plaisir lié à l'art de la table et à la convivialité qui est associée aux repas. Elle ne cuisine plus, ne dresse pas la table pour elle seule, ne s'installe pas véritablement pour manger, ne parvient pas à manger du fait de l'atmosphère morose.

Origine socio-économique

De nombreuses personnes âgées s'alimentent mal pour des raisons financières. En effet, les produits frais, de bonne qualité, goûteux qui éveillent les papilles sont souvent plus chers. De ce fait, les personnes privilégient des produits de moins bonne qualité qui suscite moins l'appétit.

L'association de tous ces facteurs contribue à amoindrir le plaisir à s'alimenter.

Les axes de prévention

L'état nutritionnel[13], évalué à partir de l'IMC, nécessite de peser, de mesurer la personne et d'identifier ses capacités à s'alimenter de manière systématique. Une échelle de comportement alimentaire[14] permet de préciser à partir de l'identification des capacités le niveau d'aide nécessaire au patient. Cette grille est composée de 4 niveaux, chacun étant notés de 0 à 3.

Le patient est capable de	Indépendant	Avec stimulation verbale	Avec assistance physique	Dépendant
1- Débuter son repas	◉	○	○	○
2- Maintenir son attention	◉	○	○	○
3- Localiser tout son repas	◉	○	○	○
4- Utiliser des couverts	◉	○	○	○
5- Avaler, mâcher et déglutir sans toux	◉	○	○	○
6- Terminer son repas	◉	○	○	○
TOTAL	18			

RÉSULTATS :
Cette échelle s'utilise pour apprécier la capacité d'une personne âgée à se nourrir seule, surtout dans le cadre d'une démence type Alzheimer
Noter chaque proposition selon le comportement observé
Plus le score est bas, plus le patient est dépendant et nécessite une assistance lors du repas

Figure 2.1. Échelle de comportement alimentaire

De façon générale, l'alimentation doit être associée au plaisir et répondre aux besoins nutritionnels.

Il est donc nécessaire de veiller à la présentation du plateau, à l'attrait de la table, à la présentation des mets dans les assiettes, surtout lorsque le recours à une texture épaisse est indispensable.

L'aide à apporter doit tenir compte des capacités de la personne.

13 Martien Soudani, « L'alimentation », revue *L'Aide-soignant*, n° 76, avril 2006.

14 MW Tully et coll., Échelle de comportement alimentaire, EBS (*Eating Behavior Scale*).

Mme A., atteinte d'une maladie d'Alzheimer, déambule et ne reste pas à table. L'installation à table est donc illusoire, Mme. A ne mange pas, elle cherche à se lever en permanence. Il est fréquent qu'il faille lui donner à manger. Elle se rend souvent au même endroit, dans un angle de la pièce où elle s'attarde. Les professionnels ont disposé des aliments attrayants dans cet espace, ils constatent que Mme A. en prend parfois.

Les risques de déshydratation

La déshydratation globale est provoquée par un déficit simultané d'eau et de sels minéraux consécutifs à des pertes hydrosalines abondantes (digestives et sudorales) non compensées. Ce syndrome est fréquent chez la personne âgée, les nourrissons et les personnes dans le coma.

Elle se traduit par une sensation de soif, une hypotension, une sécheresse de la peau et de la muqueuse buccale, une agitation et des troubles psychiques. Or, la sensation de soif diminue avec l'âge d'où l'importance d'une vigilance accrue auprès des personnes âgées.

Ce risque nécessite l'administration simultanée d'eau et de sel.

Les situations et sujets à risque

Les besoins en eau peuvent être accrus dans certaines situations :

- hyperthermie, sudation abondante ;
- chaleur, canicule ;
- vomissements, diarrhées profuses ;
- jeûne ;
- aspiration digestive...

Les sujets à risque sont les personnes aux extrémités de la vie : les personnes âgées et les nourrissons qui n'éprouvent pas le besoin de boire, qui ne demandent pas à boire et qui n'accèdent pas à l'eau.

Les axes de prévention

Ils sont multiples :

- identifier les personnes et les situations à risque ;
- veiller à faire boire même quand la sensation de soif n'existe pas, en dehors et lors des repas. Vérifier le contenu absorbé, le noter ;
- varier les boissons, toutes les boissons non alcoolisées sont autorisées sauf cas pathologiques, par exemple, les boissons sucrées sont limitées ou supprimées chez le sujet diabétique ;
- établir un plan hydrique si besoin (mesure précise des quantités absorbées sur 24 h) ;
- dans des conditions climatiques extrêmes (canicule) : augmenter les apports hydriques, majorer les quantités de sels après autorisation médicale, quantifier les apports.

L'aide au repas

L'alimentation du patient requiert un soin attentif car elle contribue au traitement et au recouvrement de la santé par le maintien d'un état nutritionnel satisfaisant.

L'état de santé de la personne peut rendre nécessaire une aide au repas. Cette assistance peut compléter une défaillance physique, être orientée sur les composantes psychologiques du besoin de manger et/ou encore apporter des connaissances pour que le patient modifie ou adopte un comportement adapté à son état de santé.

Les composantes physiques de l'aide

Les déficiences temporaires ou définitives sont responsables d'une incapacité de la personne à se préparer à manger, à s'installer pour le repas et à manger. Ainsi l'aide consiste à l'installation et l'alimentation de la personne.

L'installation au repas

Il s'agit de privilégier le confort du patient durant le repas. Il doit être assis pour favoriser la déglutition, la table propre sera approchée, dégagée des objets encombrants.

Le patient aura satisfait ses besoins d'hygiène avant le début du repas (élimination, lavage de mains…).

Le plateau doit être présenté complet avec un verre, une carafe ou une bouteille d'eau, des couverts, une serviette ainsi que les plats qui doivent correspondre au choix et au régime, si tel est le cas, de la personne.

L'aide au repas

Les capacités du patient à s'alimenter sont identifiées pour adapter l'aide à lui apporter.

Certaines personnes peuvent avoir besoin d'un matériel ergonomique pour faciliter la prise alimentaire : manche des couverts modifiés, assiette à rebord, verre à bec verseur…

Pour les personnes présentant des incoordinations neuromusculaires, l'aide au repas consistera à retirer le papier cellophane qui recouvre les plats, à présenter le plateau face à la personne, à installer les couverts du côté valide, à ouvrir les emballages, à couper la viande et le pain, à éplucher les fruits… En fin de repas, les déchets seront rapidement évacués, la table et l'environnement immédiats seront nettoyés et rangés.

Les caractéristiques et/ou les prescriptions relatives au régime alimentaire sont vérifiées, il convient de s'assurer que le régime correspond à la personne qui peut avoir un repas normal, mixé, un régime diététique, un complément nutritionnel…

Mme Dubois, 55 ans, a été victime d'un accident vasculaire cérébral et présente des séquelles. Elle a une paralysie de l'hémicorps qui se résorbe progressivement mais elle ne parvient pas encore à se servir de son membre et à contrôler sa bouche. Des couverts aux manches ergonomiques lui facilitent la préhension pour attraper des aliments. Elle a un menu dont les aliments présentent une texture épaisse, elle boit de l'eau gélifiée. Du fait de l'incoordination neuromusculaire, l'infirmier essuie la nourriture qui coule le long de sa bouche et l'encourage à poursuivre, même si, par des gestes maladroits elle renverse des aliments.

Les composantes psychosociologiques de l'aide

Se sustenter est plus qu'une nécessité, c'est aussi un moment agréable de convivialité. De nombreux facteurs tels que les émotions, l'anxiété, le climat, le statut socio-économique, la religion, la culture influencent la façon de se nourrir, d'où leur prise en compte par les soignants.

La préparation au repas

L'environnement du repas doit être agréable, la table attrayante, les mets présentés avec soin. Le choix des aliments répond aux habitudes culturelles et religieuses du patient, à ses goûts. Le repas présenté respecte ses choix. Les plats sont servis chauds ou froids selon la saison et la nature du contenu.

L'aide au repas

Selon la situation, le moment du repas peut être un temps difficile si la personne n'a pas envie de manger. L'aide peut consister en une présence pour encourager la personne, la stimuler, la guider dans les gestes, la nourrir.

La personne atteinte de troubles neurodégénératifs peut présenter :

- des comportements de résistance comme détourner la tête à la vue de la cuillère, repousser la nourriture ;
- une dyspraxie et une agnosie et ainsi elle utilise ses doigts à la place de la fourchette, joue avec la nourriture, mange les objets non comestibles du plateau (serviette en papier), ne reconnaît pas les aliments ;
- des comportements sélectifs, ne mange que la même catégorie d'aliment et refuse les autres.

Dans tous les cas, l'infirmier doit veiller à ce que le repas permette des apports énergétiques suffisants.

Ce moment peut être aussi un temps d'éducation pour aider la personne à adopter des comportements adaptés à sa pathologie. Ainsi, en cas de diabète, d'hypertriglycéridémie, d'allergie alimentaire, l'IDE délivre informations et conseils, en tenant compte de l'âge, du poids et de la présence d'obésité... Après avoir exploré les habitudes et les préférences alimentaires, il guide la personne dans la réalisation de ses choix et dans la composition de ses menus.

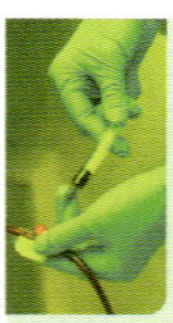

Les étapes du soin et des activités liés à l'alimentation

Le but des soins est de maintenir l'état nutritionnel et l'hydratation de la personne.

Le résultat escompté en est la satisfaction de la personne et un IMC correct.

Étapes de réalisation	Justification des actions Interventions	Savoirs mobilisés
Identification du but du soin	**Répondre aux besoins explicites ou implicites du patient** • En matière d'hygiène alimentaire : – repérer l'état de la bouche (dents en nombre suffisant, alignées, présence et état de la prothèse dentaire, muqueuse buccale humide...) – identifier les conditions favorables pour manger (mastication lente et efficace, présence du réflexe de déglutition...)	• Démarche clinique

Étapes de réalisation	Justification des actions Interventions	Savoirs mobilisés
Identification du but du soin (suite)	• En matière d'équilibre alimentaire : – explorer les habitudes alimentaires (nombre de repas/jour, appétit, satiété, composition des menus, quantités d'aliments et de liquides absorbés…) – identifier les connaissances de la personne sur la nutrition : besoin quotidien, adaptation à sa situation, portions, répartition…	• Démarche clinique
Identification des ressources	**Adapter le soin à la personne et à la situation** • Identifier les ressources de la personne : – capacité à s'alimenter, – restriction alimentaire : culturelle, intolérance, prescription… – intégrité de la fonction digestive – intégrité de la fonction locomotrice, capacité de mobilisation et de posture • Identifier les ressources humaines et matérielles disponibles dans la structure : – les soignants disponibles – service du repas, choix des menus, présence d'une diététicienne, adaptation possible des menus – matériel ergonomique pour le repas si besoin prise du repas en salle à manger, en chambre	• Démarche clinique
Évaluation de la situation	**Identifier la nature et les modalités du soin à faire** • Type d'aide à proposer : assistance pour l'installation au repas, aide à la prise alimentaire, suppléance, aide partielle, suivi régulier, éducation… • Enseignement de l'hygiène alimentaire (alimentation et exercices physiques…), amélioration de l'état nutritionnel qualitatif et quantitatif • Présence d'une dénutrition, d'un surpoids, d'une obésité, d'un régime particulier… • Mise en place des mesures préventives en regard des risques identifiés (risques d'inhalation, de non-observance du régime, de déshydratation…)	• Démarche clinique • Soins de confort et de bien-être • Gestion des risques
Recueil du consentement du patient	**Appliquer la réglementation** (droits du patient) Appliquer les principes et les valeurs des soins (la personne bénéficiaire des soins est reconnue comme acteur dans son parcours de soins, prendre en compte son refus de manger) : ne pas faire manger de force la personne	• Législation, éthique, déontologie

Étapes de réalisation	Justification des actions Interventions	Savoirs mobilisés
Préparation du soin	**Réduire les aléas et les risques liés au soin** • Dispenser un soin de qualité • Désencombrer la table du repas si besoin… • Désinfection de la table • Préparer l'hygiène du patient pour le repas (proposer les WC, assurer le lavage des mains…) • Dresser la table, disposer les plats sur le plateau, mettre à disposition verre et couverts… rendre la table agréable • Vérifier le menu, les quantités en fonction des besoins et/ou de la prescription • Ouvrir les emballages si besoin, décapsuler les bouteilles, servir un verre d'eau le cas échéant • S'assurer du service, du respect de la chaîne du chaud, du froid…	• Soins de confort et de bien-être
Réalisation du soin	**Répondre au besoin identifié** • Aider, guider, préparer la personne au repas : installation du patient, mettre une protection sur le torse voire les genoux si nécessaire… • Faire manger en respectant son rythme • Laisser accessibles l'eau et le verre • Solliciter le patient selon ses capacités • Enseigner et conseiller la personne • Après le repas, assurer ou veiller à l'hygiène des mains, des dents, évacuer les miettes…	• Soins de confort et de bien-être
Rangement et décontamination du matériel	**Prévenir le risque infectieux** • Évacuer les déchets alimentaires • Nettoyer et laisser l'environnement propre, rangé et réinstallé selon les habitudes du patient • Aérer la pièce, vérifier l'absence de miettes dans le lit…	• Infectiologie/ Gestion des risques • Soins de confort et de bien-être
Transmission aux professionnels	**Assurer la continuité des soins/Garantir des soins de qualité** • Noter tout changement dans le comportement (meilleure connaissance de son régime…) et dans les habitudes alimentaires de la personne • Noter les aliments ingérés ou non • Préciser les difficultés à l'observance du régime	• Législation • Démarche clinique • Gestion des risques

Étapes de réalisation	Justification des actions Interventions	Savoirs mobilisés
Évaluation du soin	**Mesurer et/ou apprécier le résultat obtenu (atteinte de l'objectif, satisfaction de la personne)** • Prise de la ration alimentaire : complète, partielle, refus de s'alimenter... • Poids stable, en progression, perte de poids • Règles d'hygiène alimentaire enseignées à la personne • Observance d'un régime le cas échéant • Expression de la satisfaction ou de l'insatisfaction de la personne **Améliorer la pratique professionnelle** • Évaluer le soin dispensé : préparation, déroulement, prise en compte des ressources, savoir être pendant le soin • Identifier les éléments favorisant ou freinant l'implication du patient	• Gestion des risques • Soins de confort et de bien-être • Qualité des soins et évaluation des pratiques

SOINS ET ACTIVITÉS LIÉS À L'ÉLIMINATION

L'élimination est la nécessité pour l'organisme de se débarrasser des substances résultant du métabolisme. Il s'agit de l'excrétion des déchets par les voies urinaires (les urines), digestives (les fèces), cutané (la sueur ou transpiration) et respiratoires (expiration pulmonaire). Chez la femme nubile, de la puberté à la ménopause, un écoulement sanguin menstruel est éliminé en l'absence de fécondation.

La nature des aliments ingérés, l'hydratation, l'activité, les émotions sont autant de facteurs qui influencent l'élimination.

- La consommation d'aliments riches en résidus tels que les légumes, les fruits, les céréales améliore le transit et donc l'élimination intestinale.
- Une hydratation abondante (eau, jus de fruits) facilite l'élimination vésicale et contribue à l'élimination des fèces.
- L'activité physique fortifie les muscles abdominaux et pelviens intervenant dans l'élimination intestinale.
- L'âge influence la satisfaction de l'élimination si l'on considère la maîtrise sphinctérienne. Chez l'enfant, le contrôle sphinctérien s'acquiert entre 2 et 3 ans, chez la personne âgée, la diminution du tonus musculaire peut occasionner des défaillances sphinctériennes.
- La régularité des repas rythme l'élimination.
- Les émotions (stress, anxiété) peuvent modifier la fréquence, la quantité et la qualité de l'élimination tant vésicale qu'intestinale.

L'élimination urinaire

L'élimination vésicale consiste en l'évacuation de l'urine filtrée par les reins et stockée dans la vessie.

L'urine est un liquide ambré, transparent, sans odeur bien que son contact avec l'air provoque une réaction chimique qui lui donne une odeur ammoniaquée. Sa composition varie en fonction de l'alimentation. Chez les personnes qui consomment des aliments à forte teneur en protéines, elle est acide, riche en urée et en acide urique. Son acidité est due au phosphate acide de soude. Elle peut devenir alcaline sous l'influence d'un régime végétarien. Le pH des urines oscille entre 4,5 et 6,5 et dépend principalement de l'aspect acide ou alcalin de ce qui est ingéré. En moyenne cependant le pH se situe entre 5 et 6.

La quantité et la fréquence d'urine éliminée sont variables en fonction de l'âge :

- un nouveau-né : 30 à 300 mL/jour, mictions fréquentes ;
- enfant : 500 à 1 200 mL/jour, 4 à 5 mictions par jour ;
- adulte : 1 200 à 1 400 mL/jour, 5 à 6 mictions par jour ;
- personne âgée : 1 200 à 1 400 mL/jour, 6 à 8 mictions par jour.

L'élimination intestinale

Les selles représentent les déchets de la digestion. Le chyme intestinal, lorsqu'il parvient au côlon est constitué des substances non utilisées par l'organisme (fibres cellulosiques, pigments biliaires) qui constituent un résidu devant être éliminé à l'extérieur de l'organisme par les fèces ou selles.

Le rythme d'élimination est propre à chaque individu et il est considéré comme normal si le nombre de selles émises se situe entre deux selles par jour et une selle tous les trois jours. En dehors de ces limites, on parlera de diarrhée[15] ou de constipation.

Les selles normales pèsent environ de 100 à 150 g, elles sont de coloration brune, hormis durant la période néonatale. En effet, le nouveau-né évacue le méconium puis du fait d'une alimentation lactée, les selles se colorent en jaune avant de prendre une coloration brune.

Les odeurs et la consistance diffèrent selon l'alimentation.

Les autres substances éliminées

La sueur

La sueur ou transpiration est le produit de sécrétion des glandes sudoripares qui est libéré à l'extérieur de l'organisme par les pores de la peau. La quantité sécrétée est minime, elle dépend de la personne, de la température extérieure et des stimuli. Son odeur est variable selon les habitudes d'hygiène de la personne, en l'absence d'hygiène son odeur peut être majorée. La transpiration est déclenchée par différents stimuli (psychique, stress émotionnel). La transpiration permet de diminuer efficacement la température corporelle.

15 La diarrhée est l'évacuation fréquente de selles molles et riches en eau. Si elle n'est pas traitée, la diarrhée peut conduire à une déshydratation.

Les menstruations

Il s'agit de l'écoulement sanguin menstruel qui se produit en fin de cycle en l'absence de fécondation. Cette élimination est de courte durée (4 à 5 jours). Cette période nécessite des mesures d'hygiène particulières, 2 toilettes périnéales journalières sont conseillées.

Les troubles de l'élimination

Ils correspondent à des modifications de l'élimination dans le rythme, la quantité ou dans la fréquence. Ils sont d'origines variables : émotion, trouble de la mobilité ou de la posture, troubles alimentaires, troubles sphinctériens, pathologies diverses... Ils concernent toutes les voies d'élimination.

Les vomissements

Le vomissement est l'acte par lequel le contenu de l'estomac est violemment rejeté par la bouche. Cette élimination peut être provoquée par une intolérance aux aliments et/ou aux liquides ingérés, une difficulté à digérer, une pathologie.

L'incontinence

L'incontinence est l'émission involontaire de matières fécales ou d'urine liée à une faiblesse ou une défaillance des mécanismes sphinctériens :

– processus de vieillissement ;

– traumatismes de la moelle épinière.

Il existe plusieurs types d'incontinence urinaire :

- *incontinence urinaire à l'effort*. Il s'agit de la forme d'incontinence urinaire la plus courante chez les femmes. Elle se caractérise par la fuite d'urine au moment d'un effort, en raison d'une pression sur les muscles du plancher pelvien (périnée) qui sont affaiblis, consécutivement aux grossesses le plus souvent, à un effort physique : toux, éternuement, activité pelvienne...
- *incontinence urinaire d'urgence*. Il s'agit d'une perte consciente d'urine en quantité importante du fait d'une envie impérieuse impossible à contrôler, ne permettant pas à la personne d'atteindre les toilettes. Pathologie comme une infection urinaire qui rend la miction impétueuse, une diarrhée...
- *incontinence urinaire mixte*. Cette forme d'incontinence urinaire est la combinaison des symptômes de l'incontinence d'effort et de l'incontinence d'urgence à des degrés variables ;
- *incontinence urinaire par regorgement (ou par trop-plein)*. C'est la forme d'incontinence la plus fréquente chez l'homme. Il s'agit de la perte de faibles quantités d'urine tout au long de la journée. La miction s'amorce difficilement, l'écoulement est faible et laisse l'impression que la vessie n'est pas vide. L'étiologie la plus fréquente est l'adénome de la prostate ;
- *incontinence fonctionnelle*. Il s'agit d'une incontinence consécutive avec la difficulté de se déplacer. La personne ressent l'envie d'uriner mais n'a pas le temps d'atteindre les toilettes ;
- *incontinence totale*. Il s'agit d'une incontinence caractérisée par un écoulement continu d'urine, jour et nuit qui concerne les personnes qui n'ont aucun contrôle volontaire de leur vessie.

Les troubles urinaires

Ils peuvent être liés à un excès ou à un déficit de production ou d'élimination. On notera ainsi :

- les troubles par déficit :
  - anurie : due à l'arrêt de la sécrétion rénale ou à un obstacle sur le trajet de l'urine entre le rein et la vessie,
  - oligurie : diminution de la quantité des urines ;
- les troubles par excès : polyurie : sécrétion d'urine en quantité abondante ;
- les troubles par difficulté d'émission :
  - dysurie : difficulté à la miction,
  - pollakiurie : fréquence exagérée des mictions ne coïncidant pas nécessairement avec l'augmentation du volume total des urines. Par exemple, c'est un signe d'une affection vésico-prostatique.

La rétention urinaire

Il s'agit de l'accumulation de l'urine dans la vessie et dans les uretères. Les substances ainsi retenues constituent un danger soit par leur volume, soit par l'intoxication qu'elles provoquent. Cette rétention peut être une complication postopératoire (effet des anesthésiants), une anomalie des voies urinaires, un traumatisme des voies urinaires ou de la moelle épinière… Elle provoque un gonflement de la vessie (réservoir qui contient l'urine) visible au-dessus de la symphyse pubienne, douloureux. On parle de globe vésical, c'est-à-dire une distension de la vessie.

La constipation

Il s'agit d'un ralentissement intestinal entraînant un retard et une raréfaction de l'émission de selles déshydratées. Les selles sont alors dures et sèches.

Les principales raisons de la constipation sont le changement d'habitude de vie, une alimentation pauvre en fibre et une hydratation insuffisante, l'inactivité, certaines pathologies et médicaments mais également les émotions fortes.

La diarrhée

La diarrhée est une augmentation de la fréquence et de la liquidité des selles. Elle peut être causée par une inflammation de la muqueuse intestinale, l'ingestion d'aliments trop gras ou trop épicés, des émotions, certaines pathologies et médicaments. Il en résulte une accélération du passage du chyme intestinal dans le côlon diminuant l'absorption intestinale d'eau et de sodium par la muqueuse.

Les troubles de l'élimination menstruelle

Ils concernent les perturbations des cycles menstruels ou la présence de pertes vaginales.

Les perturbations du cycle menstruel peuvent être causées par un traitement hormonal, un déséquilibre hormonal, des émotions et un changement de mode de vie. Les troubles principaux sont :

- l'aménorrhée : absence de menstruation ;
- la dysménorrhée : menstruation difficile et douloureuse ;
- la métrorragie : hémorragie utérine survenant en dehors des menstruations.

Les pertes vaginales peuvent être causées par une invasion microbienne se manifestant par des pertes de mucosité et de couleur variable (jaune, vert) selon l'agent infectieux en cause.

Les troubles de la transpiration

La sueur contribue à la régulation thermique et à l'élimination de déchets en complément de l'élimination d'urine. La transpiration est l'excrétion par les glandes sudoripares de la sueur qu'elles produisent.

La diaphorèse est un excès de transpiration, l'élimination abondante de sueurs.

L'aide à l'élimination

Les normes sociales dictent les comportements d'élimination des individus en vue de respecter des normes d'hygiène et de salubrité. Les modalités d'élimination et les rituels qui l'entourent sont influencés par la culture, l'environnement (intimité, proximité…).

Dans une institution, la personne utilise des toilettes mais parfois, elle peut avoir recours à un matériel spécifique : l'urinal, le bassin.

Le matériel et l'hygiène du matériel

L'urinal est un réceptacle destiné à recueillir les urines des hommes.

Le bassin est utilisé pour le recueil des selles de l'homme et de la femme, et des urines de la femme.

Le bocal à urine sert de réceptacle pour une conservation des urines émises sur 24 h en vue d'effectuer des examens, des contrôles de quantité…

Le matériel utilisé doit être désinfecté à l'aide d'un détergent-désinfectant selon les procédures d'hygiène[16] relative à la décontamination du matériel souillé par des liquides biologiques. Ce traitement en trois phases (décontamination, désinfection, séchage) a pour but de rendre le matériel propre pour une prochaine réutilisation :

- la décontamination est le premier traitement à effectuer sur les objets souillés par des matières organiques dans le but de diminuer momentanément la population de micro-organismes et de faciliter le nettoyage ultérieur ;
- la désinfection consiste à éliminer les micro-organismes à l'aide de désinfectants ;
- le séchage.

Il existe des lave-bassins, machine dans laquelle est mis le matériel (urinal, bassin, bocal à urine) préalablement vidés de son contenu. La machine procède à un prélavage, un lavage et une désinfection des ustensiles :

- le prélavage consiste en l'envoi d'eau froide en pression sur les ustensiles pour évacuer les restants de matières ;
- le lavage est fait avec de l'eau chaude additionnée de détergent propulsée sur les ustensiles pour effacer toutes les traces de salissure ;
- la désinfection est le plus souvent thermique. De la vapeur de 85 °C à 90 °C est propulsée pendant une minute sur le matériel. Le matériel est de ce fait séché.

16 Se référer au volume 7 de la collection les « Essentiels en IFSI », sous la direction de Carole Siebert et Katy Le Neurès, *Infectiologie et hygiène. Gestion des risques et soins infirmiers,* Elsevier-Masson, 2009.

L'aide

En fonction des capacités de la personne, l'aide consiste à :

- aider la personne à se rendre aux toilettes et à l'essuyer si besoin ;
- proposer l'utilisation de l'urinal/bassin.

Quoi qu'il en soit, pour faciliter l'élimination, la personne a besoin d'un environnement calme, le soignant doit préserver sa pudeur, son intimité et sa dignité.

La prise en charge de l'incontinence

Lorsque la personne ne peut faire la demande de se rendre aux toilettes, lorsqu'elle ne contrôle pas ses sphincters, il est fréquent d'avoir recours à des protections anatomiques voire à des changes complets.

La décision de mettre en place ce type de protection nécessite une concertation en équipe qui vise à discerner le type d'incontinence et les actions à mettre en œuvre dans l'intérêt du patient en veillant à respecter sa dignité, son confort, sa sécurité et sa volonté. Il est parfois nécessaire de proposer régulièrement un accompagnement aux toilettes et non de proposer des protections. Il est cependant une réalité, celle de la faisabilité réelle de telles mesures du fait du manque de personnel. C'est pourquoi une réflexion collégiale vise à évaluer les bénéfices et les risques des différentes prises en charge qu'il est possible de proposer. Pour les hommes, la pose d'un étui pénien peut être la solution la moins mauvaise.

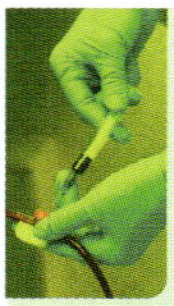

Les étapes du soin et des activités liés à l'élimination

Le but des soins est de permettre l'évacuation physiologique des déchets organiques.

Le résultat escompté en est une élimination en adéquation avec le métabolisme.

Étapes de réalisation	Justification des actions Interventions	Savoirs mobilisés
Identification du but du soin	**Répondre aux besoins explicites ou implicites du patient** En matière : • d'élimination – explorer les habitudes d'élimination du patient – rechercher les facteurs qui influent l'élimination (apports liquidiens suffisants et alimentation riche en fibre, régularité…) – moyens adéquats selon les capacités et les exigences de la personne (hauteur des toilettes pour un enfant, WC propres quand ils sont collectifs, rehausseur pour une personne âgée…) • d'hygiène intime, après l'élimination notamment dans les cas d'incontinence, de perte urinaire…)	• Démarche clinique

Étapes de réalisation	Justification des actions Interventions	Savoirs mobilisés
Identification des ressources	**Adapter le soin à la personne et à la situation** • Connaître les ressources de la personne : – capacités physiques à se déplacer pour se rendre vers les toilettes, capacité d'assurer seul les ablutions ultérieures… • Identifier les ressources humaines et matérielles disponibles dans la structure : – le matériel à disposition (lavabo, change, slip), les toilettes individuelles, collectives… – les soignants disponibles…	• Démarche clinique
Évaluation de la situation	**Identifier la nature et les modalités du soin à faire** • Accompagner la personne aux toilettes • Réaliser un change de protection et une toilette intime • Conseiller en matière d'hygiène de vie pour favoriser l'élimination intestinale • Enseigner les précautions pour limiter la contamination lors de troubles de l'élimination, d'incontinence • Assurer une éducation sphinctérienne • Diminuer l'incommodité de la transpiration… – suppléance, aide partielle, friction… – éducation, prévention d'un trouble de l'élimination (vêtement en coton ou en matière naturelle) • Mettre en place des mesures préventives en regard des risques identifiés (risques de troubles de l'élimination, de chute, d'infection…)	• Démarche clinique • Soins de confort et de bien-être • Gestion des risques
Recueil du consentement du patient	**Appliquer la réglementation** (droits du patient) Appliquer les principes et les valeurs des soins (la personne bénéficiaire des soins est reconnue comme acteur dans son parcours de soins) notamment lorsque la décision de mettre des changes se pose	• Législation, éthique, déontologie
Préparation du soin	**Réduire les aléas et les risques liés au soin** **Dispenser un soin de qualité** • Regrouper le matériel, le linge nécessaire, les produits à utiliser… • S'assurer de la propreté du matériel, des lieux • Répondre rapidement à la demande • Prévoir le temps nécessaire pour que la personne élimine en respectant son rythme	• Soins de confort et de bien-être

Étapes de réalisation	Justification des actions Interventions	Savoirs mobilisés
Réalisation du soin	**Répondre au besoin identifié** • Effectuer le soin en respectant les normes de qualité • Utiliser les ressources de la personne… • Installer la personne : – aux WC, sur le bassin, présenter l'urinal… – l'accompagner pour prévenir les risques identifiés	• Soins de confort et de bien-être
Rangement et décontamination du matériel	**Prévenir le risque infectieux** • Évacuer les déchets urinaires et intestinaux sauf si examen • Décontaminer le matériel • Aérer la pièce…	• Infectiologie/ Gestion des risques • Soins de confort et de bien-être
Transmission aux professionnels	**Assurer la continuité des soins/Garantir des soins de qualité** • Noter tout changement dans la régularité de l'élimination, l'aspect et la quantité des produits de l'élimination • Préciser la nature des modifications et leurs conséquences	• Législation • Démarche clinique • Gestion des risques
Évaluation du soin	**Mesurer et/ou apprécier le résultat obtenu** (atteinte de l'objectif, satisfaction de la personne) • Élimination adéquate • Prévention des troubles de l'élimination **Améliorer la pratique professionnelle** • Réfléchir sur le déroulement du soin • Identifier les éléments favorisant ou freinant l'implication du patient • Rechercher les paroles aidantes formulées…	• Gestion des risques • Soins de confort et de bien-être • Qualité des soins et évaluation des pratiques

S'ENTRAINER

VÉRIFIER SES CONNAISSANCES

1 QROC (Questions à réponses ouvertes courtes)

1. Citez le rôle du vêtement.

2. Définissez la diététique et la nutrition.

3. Énoncez les éléments qui concourent à des déséquilibres nutritionnels, précisez pour chacun d'eux la nature du déséquilibre provoqué.

4. Expliquez en quelques phrases ce qu'est l'index glycémique.

5. Indiquez l'intérêt des vitamines dans l'alimentation.

6. Les besoins caloriques varient selon l'âge, le sexe et l'activité des individus. Complétez le tableau ci-dessous :

Besoin / Activités	Les besoins caloriques d'un homme/jour	Les besoins caloriques d'une femme/jour
Activité faible		
Activité modérée		
Activité forte		

7. Complétez le texte lacunaire ci dessous.

Un apport équilibré des nutriments dans l'alimentation est indispensable au maintien d'une bonne santé. Ainsi :

- 50 à 55 % des calories doivent être apportées par les ....
- 12 à 15 % des calories doivent être apportées par les ....
- moins de 35 % des calories doivent être apportées par les ....

L'apport en énergie des principaux nutriments :

- 1 g de glucide donne .... kilocalories (Kcal) ou .... kilojoules (kJ) ;
- 1 g de protide donne .... kcal ;
- 1 g de lipide donne .... kcal ou .... kJ, ;
- 1 g d'alcool donne .... kcal ou .... kJ.

8. Définissez l'inhalation (en lien avec l'alimentation) et énoncer son mécanisme d'apparition.

9. Indiquez 4 situations où le risque d'inhalation est particulièrement important, argumenter votre réponse.

10. Énoncez les actions à faire pour éviter ce risque.

11. Associez le vocabulaire à la fonction d'élimination concernée :

Vocabulaire	Fonction d'élimination
Diaphorèse	
Diarrhée	
Fèces	
Incontinence	
Métrorragie	
Polyurie	

VÉRIFIER SES CONNAISSANCES

1 QROC (Questions à réponses ouvertes courtes)

1. Le vêtement représente un moyen de protection contre l'environnement, il préserve la pudeur de la personne. C'est également un moyen de communication non verbale, l'expression d'un lien social qui permet d'affirmer sa personnalité, son appartenance à un groupe.

2. La *diététique* est la science qui étudie l'hygiène et la thérapeutique alimentaire. Il s'agit des règles à suivre pour équilibrer l'alimentation, ration calorique, apport d'éléments indispensables, et l'adapter aux besoins individuels. La diététique regroupe l'ensemble des méthodes et des principes de réalisation des régimes alimentaires conçus pour les malades.
La *nutrition* est le processus par lequel un organisme vivant absorbe les aliments, les assimile, les transforme et les utilise pour sa croissance, son entretien, son fonctionnement et pour produire chaleur et énergie. La nutrition étudie les propriétés des aliments et leur utilisation dans l'organisme et par là même, étudie leurs effets sur la santé.

3. Les déséquilibres nutritionnels peuvent être dus à :
– une privation qui se traduit par une dénutrition ;
– une insuffisance quantitative d'aliments, qui peut entraîner une dénutrition ou une malnutrition, selon le stade ;
– un excès de nourriture, qui va engendrer un surpoids ou une obésité avec de nombreuses conséquences néfastes pour la santé ;
– une nourriture de mauvaise qualité qui peut, selon qu'elle est associée à un excès de nourriture, favoriser l'apparition d'une obésité.

4. L'index glycémique est un critère de classement des aliments contenant des glucides, basé sur la glycémie obtenue durant les deux heures suivant leur ingestion. Il compare le pouvoir glycémiant de chaque aliment, mesuré directement lors de la digestion. L'index glycémique d'un aliment est donné par rapport à un aliment de référence, auquel on attribue l'indice 100 comme pour le glucose pur.

5. Les vitamines, substances organiques existant en très petite quantité dans certaines matières nutritives, sont indispensables à la croissance et au maintien de l'équilibre vital. Étant apportées par l'alimentation, il est indispensable que celle-ci contienne des vitamines sous peine de voir apparaître des maladies dites par carence.

6

Besoin / Activités	Les besoins caloriques d'un homme/jour[18]	Les besoins caloriques d'une femme/jour
Activité faible	2 100 KCal/jour	1 800 KCal/jour
Activité modérée	2 500 à 2 700 KCal/jour	2 000 KCal/jour
Activité forte	3 000 à 3 500 KCal/jour	2 400 à 2 800 KCal/jour

7. Un apport équilibré des nutriments dans l'alimentation est indispensable au maintien d'une bonne santé. Ainsi :
– 50 à 55 % des calories doivent être apportées par les glucides ;
– 12 à 15 % des calories doivent être apportées par les protides ;
– 35 % des calories doivent être apportées par les lipides.
L'apport en énergie des principaux nutriments est :
– 1 g de glucide donne 4 kilocalories (Kcal) ou 17 kilojoules (kJ) ;
– 1 g de protide donne 4 kcal ou 17 kJ ;
– 1 g de lipide donne 9 kcal ou 38 kJ ;
– 1 g d'alcool donne 7 kcal ou 29 kJ.

8. L'inhalation est la pénétration dans les voies aériennes de substances alimentaires solides et/ou liquides, responsables d'une toux, de troubles respiratoires aigus pouvant entraîner une asphyxie et des infections pulmonaires. Il s'agit du mauvais acheminement du bol alimentaire vers les voies respiratoires à la place de l'œsophage.

9. Le risque d'inhalation est particulièrement important dans les cas suivants :
– syndrome neurodégénératif, paralysies de la sphère ORL, une hémiplégie…

17 Dossier enseignant « À Table », Cap Sciences, 2004.

– en postopératoire sous l'effet des anesthésiants ;
– en post-examen/intervention nécessitant une anesthésie locorégionale du carrefour pharyngé ;
– le grand âge du fait d'une modification voire de pathologie buccale touchant la dentition, les gencives, les muqueuses.

10. Pour éviter ce risque :
– s'assurer des capacités de déglutition de la personne ;
– installer la personne en position assise pour les repas ;
– respecter le délai de jeûne pré- et postopératoire ;
– s'assurer de la reprise de la déglutition postopératoire en la testant avec une infime quantité d'eau ;
– choisir les textures d'aliments épaisses et préférer l'eau gélifiée aux boissons classiques ;
– veiller à ne pas remplir la bouche de la personne et l'inciter à faire de petites bouchées ;
– s'assurer de l'efficacité de la déglutition après chaque bouchée ;
– ne pas déconcentrer ou faire parler le patient durant la mastication et la déglutition.

11. Élimination

Vocabulaire	Fonction d'élimination
Fèces	Élimination intestinale
Diarrhée	Élimination intestinale
Diaphorèse	Transpiration
Polyurie	Élimination urinaire
Métrorragie	Élimination menstruelle
Incontinence	Élimination urinaire et/ou intestinale

3 Mobilisation, sommeil, activités occupationnelles

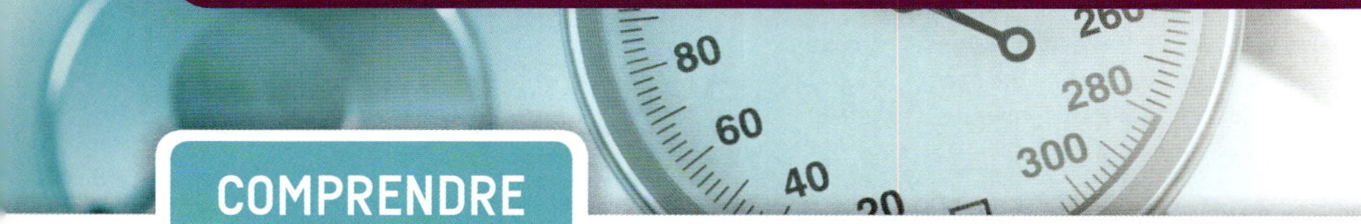

COMPRENDRE

Dans la vie quotidienne, tout individu réalise les actes de soins qui lui assurent un bien-être correspondant à ses attentes et ses besoins. Il se mobilise pour assurer ses activités quotidiennes, se repose et se distrait. Selon son état de santé, ces activités qui répondent à des besoins vitaux, peuvent être perturbées, réduites ou impossibles. L'altération de la santé peut être parfois source de perturbations et ne permet pas à l'individu de ressentir le confort et le bien-être auquel il aspire. Le rôle du soignant est d'être attentif aux changements et à la gêne que la personne ressent, de réaliser dès lors des soins adaptés à l'état clinique de la personne.

MOBILISATION ET INSTALLATION

Toute personne dans sa vie quotidienne se mobilise et adopte des postures différentes en fonction de son activité, de son repos, de son état physique. La personne se lève de son lit le matin, s'assied et se déplace dans la journée, dispose de fauteuil pour se détendre, fait de l'exercice lors des activités quotidiennes, bref sollicite son corps et change de position plusieurs fois par jour. La mobilité dépend de l'intégrité du système locomoteur et nerveux. L'habileté que possède l'individu à se mouvoir avec aisance est un indicateur de sa forme physique. La personne peut parfois avoir recours à un dispositif externe pour faciliter sa posture et/ou sa mobilisation (canne – déambulateur).

La personne dépendante pour des raisons endogènes (déficience, handicap...) ou exogènes (matériel médical comme une perfusion, un plâtre...) est limitée dans sa mobilité, dans l'amplitude de ses mouvements et dans le maintien de sa posture ou de son installation. Elle ne parvient pas à mobiliser toutes les parties de son corps, ne coordonne pas ses mouvements, ne réussit pas à exécuter certains gestes de précision...

La mobilisation

La mobilisation est l'action de faire bouger un membre, une articulation volontairement (mobilisation active) ou par l'intervention d'autrui (mobilisation passive pratiquée par un kinésithérapeute]. La mobilité est le caractère de ce qui peut se mouvoir ou être mû, changer de place, de position.

Les mouvements peuvent être provoqués par des exercices actifs, exercices musculaires réalisés par la personne mais également par des exercices passifs qui sont des mouvements articulaires réalisés par une autre personne.

Elle consiste à faire pratiquer à la personne une activité ou une action qui va engendrer un mouvement. Notons par exemple la verticalisation, c'est-à-dire le passage de la position couchée à la position assise puis debout ; les transferts, c'est-à-dire le déplacement d'un lieu vers un autre comme du lit au fauteuil, d'aide à la marche avec ou sans matériel médical [canne, déambulateur].

La mobilisation peut faire suite à une immobilisation prescrite, le lever sera alors un acte médical. S'agissant du premier lever[1], ce dernier nécessite une surveillance de la pression artérielle, de l'équilibre, de l'apparition des vertiges qui surviennent suite à un alitement prolongé. Il est réalisé par l'infirmier.

Les transferts, les aides à la marche et toute aide à la mobilité de la personne ont pour finalité de limiter les longues périodes d'alitement, sources de complications physiques et psychologiques.

Permettre à la personne dépendante temporairement ou définitivement de se mobiliser est une nécessité qui stimule l'autonomie, le fonctionnement physiologique et le maintien de l'estime de soi. La mobilisation doit être réalisée avec sécurité en tenant compte des appréhensions et des possibilités de la personne, en écartant les obstacles et en veillant à sa stabilité et son équilibre.

L'installation

L'installation consiste à installer ou mettre en place. S'installer revient à se mettre à une place déterminée ou d'une façon déterminée en général pour un temps long.

Le maintien d'une position requiert une légère tension des muscles, c'est le tonus musculaire.

Dans les soins infirmiers :

- l'installation consiste à proposer à la personne, différentes positions pour assurer son confort et sa sécurité. En fonction de sa dépendance la personne pourra ou non maintenir la posture, il est alors important de disposer de matériel pour assurer son confort et sa sécurité : des oreillers, des sacs de sable, un arceau, un perroquet...
- la position est définie comme la manière dont une chose, une personne est posée, placée. Il existe plusieurs positions : position horizontale, verticale, inclinée, stable ou instable, haute ou basse, proclive ou déclive ;
- la position correspond également au maintien du corps ou d'une partie du corps. Il peut s'agir d'une position assise ou couchée. La position du corps reposant sur un plan horizontal est appelée décubitus. Le décubitus peut être dorsal, latéral ou ventral.

1 Se référer au volume 18 de la collection les « Essentiels en IFSI », sous la direction de Carole Siebert et Katy Le Neurès, *Thérapeutiques et contribution au diagnostic médical*, Elsevier-Masson, [à paraître].

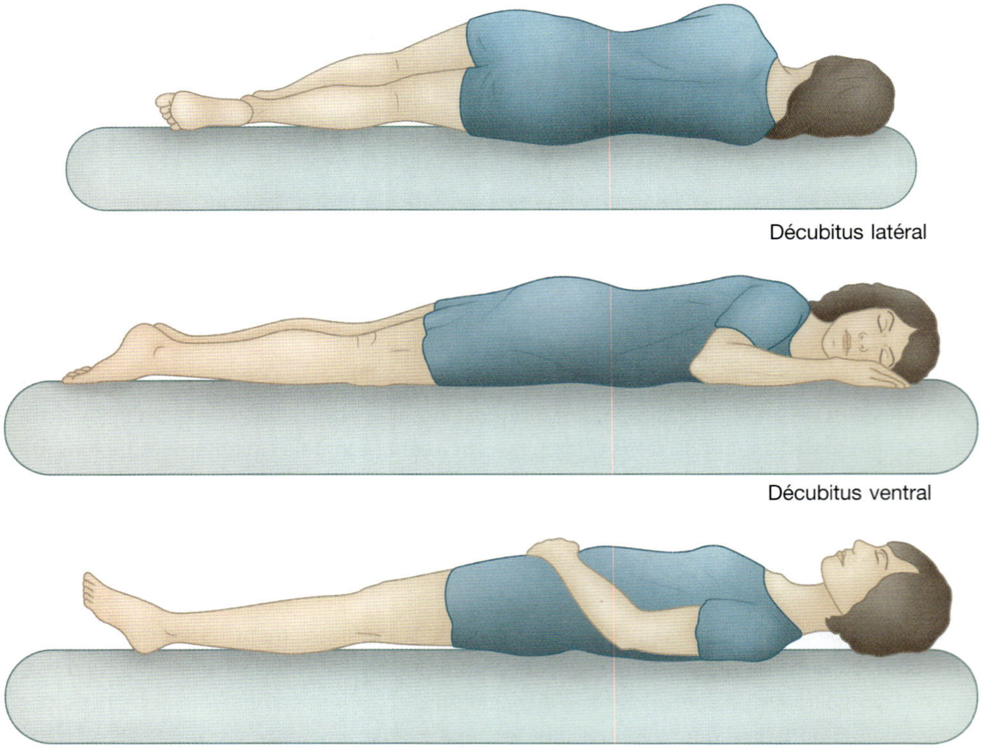

Décubitus latéral

Décubitus ventral

Décubitus dorsal

Figure 3.1. Positions du décubitus

Le changement de position implique un mouvement.

Généralement, c'est l'infirmier qui propose au patient dépendant, en fonction de son état clinique et de sa pathologie, la position la plus adéquate :

- la position physiologique est celle adoptée spontanément par le patient autonome, elle correspond à son confort, dans sa situation ;
- la position assise ou demi-assise est à privilégier. Elle assure la verticalisation de la personne, facilite le dégagement des voies aériennes, et la communication avec autrui ;
- la position antalgique est une posture de soulagement que trouve le patient douloureux pour limiter, ou réduire sa douleur voire protéger, une zone douloureuse d'un éventuel coup ;
- les positions en décubitus sont proposées aux personnes dépendantes pour assurer leur confort ;
- le décubitus dorsal favorise le repos et permet la récupération en cas de fatigue ;
- le décubitus latéral est préconisé pour les patients présentant des risques d'escarres afin d'alterner les points d'appui, d'inhalation et, lorsqu'ils sont inconscients, les patients sont mis en position latérale de sécurité : PLS. (voir UE urgence) ;
- le décubitus ventral est peu utilisé car il n'apporte pas un confort optimal au patient. Cette position peut être préconisée pour soulager, le plus souvent momentanément, une zone dorsale ou latérale.

Certaines positions peuvent faire l'objet d'une prescription médicale notamment la position proclive en cas de problème respiratoire.

Les perturbations de la mobilité

Lorsque la personne ne peut satisfaire son besoin de se mouvoir, elle est confrontée à des situations de diminution ou d'arrêt de ses activités ou alors, à une gêne pour leur réalisation. Quatre troubles principaux sont identifiés, il s'agit de l'immobilité, l'hyperactivité, l'incoordination et la posture inadéquate.

L'immobilité

Il s'agit d'un état qui reflète de ce qui ne se meut pas. Cette situation peut provenir d'une défaillance physique ou psychologique qui se répercute sur le système locomoteur au niveau articulaire et musculaire.

Une immobilité prolongée engendre différents troubles au niveau local mais modifie également l'état général de la personne.

Lors d'une immobilité de la personne soignée, les techniques de soins les plus appropriées sont des moyens de suppléance pour permettre à cette dernière de réaliser les actions qu'elle ferait elle-même si elle en avait la capacité. Le soignant doit en outre mettre en œuvre une surveillance rigoureuse de la peau et de l'état général de la personne du fait des complications majeures qui en découlent[2].

L'hyperactivité

Il s'agit d'un comportement présentant un déficit de l'attention avec une grande impulsivité. Cependant, l'hyperactivité ne se définit pas facilement car certains individus qui présentent une activité intense, qui sont toujours en mouvement, qui sont engagés dans plusieurs entreprises, qui ont l'esprit vif, sont reconnus comme hyperactifs. Certaines réactions médicamenteuses peuvent modifier le comportement d'un individu.

Les manifestations en lien avec une hyperactivité sont principalement les spasmes et les tics :

- les spasmes sont des contractions involontaires d'un ou de plusieurs muscles ;
- les tics sont des mouvements compulsifs habituels et conscients résultant de la contraction d'un ou de plusieurs muscles et reproduisant le plus souvent, mais d'une façon intempestive, des gestes réflexes ou automatiques de la vie courante.

L'hyperactivité interfère dans la vie de la personne. La personne parle beaucoup, réagit à tout stimulus, réalise des gestes rapides et fréquents, parfois saccadés qui sont parfois source d'accidents. La personne va se blesser lorsqu'elle utilise un objet tranchant, par exemple. Il convient alors de demeurer vigilant et de prévenir les risques d'accidents (retirer les obstacles, surveiller le patient lors de l'utilisation d'objet pour éviter qu'il ne se blesse…), de diminuer les sources d'hyperactivité, par exemple diminuer les stimuli (bruits, musique, éclairage…), favoriser le calme (limiter le nombre de visiteurs…).

2 Voir p. 87.

L'incoordination

Le système nerveux est l'organe qui assure la coordination des mouvements et la contraction harmonieuse des muscles pour permettre le mouvement désiré. Une atteinte neurologique peut donc être à l'origine de mouvements incoordonnés.

Les troubles les plus fréquents sont les suivants :

- l'akinésie qui consiste en une diminution ou une absence de mouvements normaux ;
- l'ataxie qui est une incoordination des mouvements volontaires avec conservation de la force musculaire ;
- les convulsions qui sont des contractions involontaires et instantanées, déterminant des mouvements localisés à un groupe musculaire ou généralisés à tout le corps ;
- les tremblements qui sont des agitations involontaires d'une partie du corps (membres, tête) ou de tout le corps par petites oscillations compatibles avec l'exécution de mouvements volontaires qui perdent de leur précision.

Certains de ces signes sont fréquents lorsque la personne est atteinte de maladies neurologiques ou métaboliques. Ils peuvent perturber l'activité de la personne, rendre les gestes imprécis, modifier la démarche, figer l'expression faciale, rendre difficile le maintien d'une posture... Ces incommodités peuvent impacter sur le ressenti psychologique de la personne qui se sent alors diminué, incapable, se croit la risée des autres... Les interventions soignantes consistent en un accompagnement et un soutien de la personne dans la réalisation de ses activités quotidiennes, afin de diminuer l'anxiété et favoriser les exercices physiques, d'adaptation et de rééducation.

Les postures inadéquates

Certains individus sont amenés à prendre des postures inadéquates à la suite de fatigue, de faiblesse musculaire, de douleur, de stress. Ces positions incompatibles avec la physiologie du rachis peuvent provoquer à la longue des malformations. Parmi les plus fréquentes notons :

- la cyphose, il s'agit d'une déviation de la colonne vertébrale avec convexité extérieure ;
- la lordose, c'est une déformation de la colonne dorso-lombaire à concavité postérieure ;
- la scoliose, une déviation latérale de la colonne vertébrale ;
- le torticolis, une position vicieuse de la tête, d'une torsion du cou avec inclinaison de la tête.

Certaines pathologies (pulmonaires par exemple) peuvent modifier la posture. Les interventions de soins visent le confort et la prévention des contractures, des ankyloses, des escarres. Selon le contexte, il est important d'enseigner à la personne les postures adéquates, les exercices musculaires à réaliser, les méthodes de port de charge...

Les risques

L'immobilisation prolongée est responsable d'une diminution de l'activité musculaire et des mouvements des articulations. La personne dépendante peut également présenter des pertes sensorielles cutanées, des paralysies et ne pas être consciente de la mauvaise position adoptée par un membre. Ainsi, quels que soient la position ou le lieu (fauteuil, lit), l'immobilisation peut entraîner des complications, dont les principales sont les suivantes :

- l'ankylose est la diminution ou impossibilité absolue des mouvements d'une articulation naturellement mobile ;

- les attitudes vicieuses, il s'agit d'une mauvaise position pouvant présenter des aberrations anatomiques. Les principales sont l'équinisme du pied, le pied pointe vers le bas ; la rotation interne ou externe d'un membre, souvent le membre inférieur ;
- la rétraction ligamentaire est le raccourcissement d'un tendon responsable d'une perte d'extension du membre ;
- l'atrophie musculaire est la diminution du volume musculaire et du poids d'un organe, ici du muscle ;
- l'atonie est une diminution de la tonicité normale d'un organe normalement contractile ;
- la contracture est une contraction involontaire et permanente d'un ou de plusieurs muscles sans lésion de la fibre musculaire ;
- la crampe est une contraction spasmodique transitoire et douloureuse d'un muscle ou d'un groupe de muscles (mollet, pied) ;
- l'escarre est une ulcération de la peau ;

Les mesures de prévention reposent sur :

- l'installation du corps en respectant l'alignement anatomique ;
- le maintien du membre ou du corps en bonne position grâce à du matériel (gouttière, coussins, sac de sable…) pour éviter les attitudes vicieuses ;
- l'exercice répété de mouvement pour limiter l'ankylose ;
- l'installation des membres en extension pour éviter la rétraction ;
- la sollicitation du patient pour tous les actes de mobilisation.

Les complications du décubitus prolongé

L'altération de la mobilité qui oblige la personne à rester en décubitus prolongé engendre des perturbations spécifiques induites par la perte de l'orthostatisme et le stress lié aux contraintes de la perte de l'autonomie physique. Du fait du décubitus, les structures osseuses et articulo-musculaires, les systèmes cardiovasculaire et respiratoire doivent s'adapter à la situation, enfin l'immobilité est source de complications digestives et urinaires. La personne immobilisée est plus vulnérable aux complications physiologiques et psycho-cognitives du fait d'une moindre sollicitation.

Complications cutanées

Les complications cutanées sont dominées par l'escarre. Il s'agit d'une complication particulièrement grave, car elle aggrave la situation, entraîne des soins longs et douloureux et prolonge la durée d'hospitalisation.

Les mesures de prévention reposent prioritairement sur la suppression des pressions locales.

Complications cardiovasculaires

Du fait du décubitus les volumes sanguins se répartissent différemment, le tonus vasculaire est affaibli ce qui favorise l'apparition de thrombose veineuse. Les modifications du volume sanguin sont responsables d'une diminution des capacités d'endurance, d'hypotension orthostatique.

Les mesures de prévention sont les suivantes :

– port de bas de contention ;

– verticalisation précoce et progressive ;
– contractions musculaires des membres inférieurs, si possible (exercice actif ou passif) ;
– traitement antithrombotique.

■ **Complications infectieuses broncho-pulmonaires**

Le décubitus perturbe les phénomènes sécrétoires pulmonaires, modifie les mouvements diaphragmatiques. Ce qui entraîne un syndrome restrictif. Ce dernier favorisant la stase bronchique et l'apparition d'infections pulmonaires (pneumopathies).

Les mesures de prévention qui visent principalement à lutter contre la stase bronchique et l'hypoventilation consistent en des mesures de kinésithérapie :

– expiration lente et prolongée ;
– toux contrôlée ;
– postures spécifiques ;
– hydratation hydrique ;
– aérosolthérapie/fluidifiant bronchique.

■ **Complication de l'appareil locomoteur**

La perte de la mobilité perturbe l'équilibre entre la résorption et la formation osseuse ce qui engendre une perte osseuse et aggrave un déficit calcique. Au niveau articulaire, des raideurs et des rétractions ligamentaires apparaissent. L'immobilisation altère les propriétés du muscle avec pour conséquences une fonte musculaire, la perte de la force de contractions, la diminution des capacités d'endurance à l'effort et des rétractions musculaires.

Les mesures de prévention reposent sur :

– le travail musculaire, la mobilisation des articulations, le renforcement musculaire (séances de kinésithérapie) ;
– la verticalisation précoce ;
– le maintien d'un positionnement anatomique des articulations.

■ **Complications urinaires**

La perte de mobilité nécessite que la personne modifie ses habitudes d'élimination. Elle devra recourir à l'utilisation d'un bassin ou urinal ou faire de nombreux efforts pour atteindre les toilettes. Les complications sont principalement la stase urinaire liée à la persistance d'un résidu postmictionnel dû à des mictions incomplètes consécutives à l'élimination en position allongée ou à des troubles neurologiques. Ces phénomènes sont à l'origine d'infection urinaire voire d'incontinence.

Les mesures de prévention reposent sur le maintien d'une diurèse d'au moins 1,5 L/24 h, afin de maintenir l'hydratation régulière et l'évacuation des résidus postmictionnels le cas échéant.

■ **Complications intestinales**

La perte de la mobilité et les contraintes de l'hospitalisation modifient les habitudes alimentaires et d'élimination de la personne qui a un transit irrégulier. La constipation qui en découle se manifeste par un ballonnement, la rareté des selles, l'émission de selles dures et sèches, la difficulté à éliminer. Le décubitus favorise l'apparition d'un reflux gastro – œsophagien et selon l'âge du sujet (la personne âgée), des fausses routes par retard de déclenchement du réflexe de déglutition.

Les mesures de prévention consistent en :

- l'installation en position demi-assise pendant et après les repas ;
- l'adaptation diététique (solide/hydrique/fibre) ;
- la verticalisation ;
- l'hydratation 1,5 L/24 h ;
- la prévention par laxatif osmotique.

Perturbation du concept de soi

Du fait de son alitement ou de la diminution de la capacité à se mouvoir, la personne a une perception négative de sa situation, se sent désarmée face à sa situation et entrevoit difficilement une issue. Les relations sociales, professionnelles et familiales sont perturbées provoquant parfois des pertes de repère et des difficultés à s'adapter à son état, à supporter l'hospitalisation ou à surmonter son invalidité temporaire ou définitive. Les manifestations d'anxiété sont les plus fréquentes, elles se manifestent par des insomnies, des plaintes somatiques, des réactions dépressives.

Chez la personne âgée, le décubitus peut être source de confusion mentale, d'hallucination, de régression psychologique.

Les mesures de prévention reposent sur un accompagnement relationnel de la personne et de son entourage et une sollicitation importante pour lui faire retrouver un peu d'autonomie.

Le matériel

Différents matériels facilitent la mobilisation ou l'installation de la personne tout en permettant le respect de l'ergonomie.

Le soignant doit l'utiliser pour prévenir les accidents lombaires et articulaires induits par des manutentions répétitives et le plus souvent mal conduites (voir le chapitre ergonomie). Parmi les matériels les plus utilisés notamment :

- le lit à position variable ;
- le lève-malade ;
- le chariot douche ;
- le déambulateur ;
- le fauteuil roulant...

L'escarre

L'escarre[3] est définie comme une lésion cutanée d'origine ischémique provoquée par une compression des tissus mous entre un plan dur et les saillies osseuses. La pression exercée est responsable de la formation d'une plaie en profondeur, de forme conique. Tel un iceberg, une partie des lésions n'est pas visible à la surface de la peau.

3 Définition établie en 1989 par le *National Pressure Ulcer Advisory Panel*, conférence de consensus.

Mécanisme de formation

La peau localisée entre l'os et un plan dur extérieur (tel un matelas) est soumise à une pression qui lorsqu'elle est prolongée, va entraîner une diminution de la vascularisation et donc de l'oxygénation locale efficace. En effet, les vaisseaux sanguins comprimés par la pression limitent le flux sanguin et engendrent une hypoxie tissulaire locale. Un tissu a besoin d'oxygène pour vivre, l'ischémie va entraîner l'apparition d'une nécrose qui correspond à la mort des cellules, au dépérissement du tissu. L'ischémie est le plus souvent sans lésion au départ. L'hypoxie tissulaire (dans le cas de l'escarre) est toujours due à une pression excessive sur les vaisseaux, mais elle peut être favorisée par une altération de l'état des vaisseaux, comme dans le cas du diabète, du tabagisme, du vieillissement, mais également par une hypoxémie (un appauvrissement en oxygène du sang), ce qui est le cas dans certaines pathologies infectieuses, hématologiques. Avec de telles conditions, l'hypoxie tissulaire se produira plus rapidement pour une pression moindre.

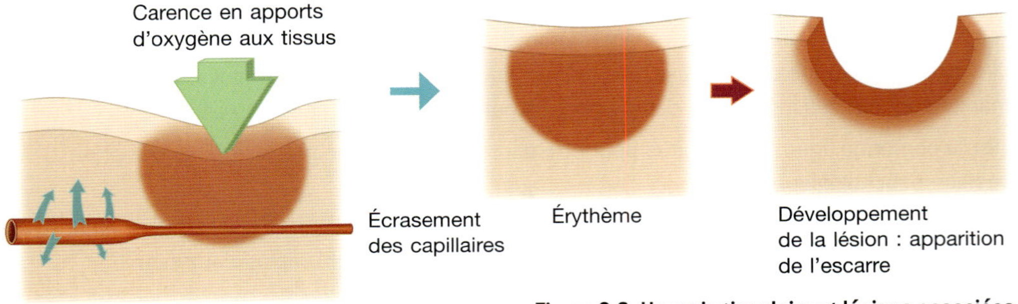

Figure 3.2. Hypoxie tissulaire et lésions associées

Le tissu en état d'hypoxie va rapidement se dégrader. La lésion se forme en profondeur puis s'ouvre à l'extérieur. Le premier signe de cette dégradation tissulaire est l'érythème qui peut, si la pression n'est pas levée et que l'hypoxémie est maintenue, s'ulcérer en quelques heures.

L'évaluation du risque

L'escarre est une lésion grave qui peut être évitée par des actes de prévention qui ciblent les facteurs favorisants. Plusieurs échelles de mesure existent pour déterminer ces facteurs. Quelle que soit celle utilisée, il est nécessaire de s'y référer pour chaque évaluation. Ces échelles permettent d'identifier les patients qui présentent le plus de risques. Cependant, ne pas oublier que tout patient est un sujet potentiellement à risque et que l'attention de l'ensemble des personnels soignants est requise.

Les échelles les plus connues sont des échelles mises au point par des infirmières. L'échelle de Norton (1962, en Angleterre), l'échelle de Braden (1985, USA).

Condition physique	Condition mentale	Activité	Mobilité	Incontinence
1 mauvaise 2 pauvre 3 moyenne 4 bonne	1 stuporeux 2 confus 3 apathique 4 alerte	1 couché 2 fauteuil 3 marche aidée 4 ambulant	1 immobile 2 très limitée 3 peu limitée 4 complète	1 fécale et urinaire 2 urinaire 3 occasionnelle 4 continent

≤ 16 : risque élevé **> 16 : risque bas**

Tableau 3.I. Échelle de Norton

Sensibilité	Humidité	Activité
1 complètement limitée 2 très limitée 3 légèrement limitée 4 pas de gêne	1 constamment humide 2 très humide 3 parfois humide 4 rarement humide	1 confiné au lit 2 confiné en chaise 3 marche parfois 4 marche fréquent
Mobilité	**Nutrition**	**Frictions et frottements**
1 totalement immobile 2 très limitée 3 légèrement limitée 4 pas de limitation	1 très pauvre 2 probablement inadéquate 3 correcte 4 excellente	1 problème permanent 2 problème potentiel 3 pas de problème

≥ 18 : risque bas **13 à 17 : risque modéré** **8 à 12 : risque élevé** **≤ 7 : risque élevé**

Tableau 3.II. Échelle de Braden

La prévention d'escarre

La prévention des escarres consiste en l'identification des facteurs de risque, en la réduction des pressions, au maintien de l'hygiène de la peau et de l'équilibre des apports nutritifs et hydriques.

L'identification des risques

Le premier geste de prévention repose sur l'identification des facteurs de risque et l'analyse permanente de leur raison d'être. La conférence de consensus[4] propose des indicateurs pour guider le jugement clinique. Ainsi l'apparition de l'escarre est à craindre en présence d'un(e) :

- état d'affaiblissement général ;
- réduction de la mobilité ;
- trouble de la sensibilité ;
- modifications de la peau et de la masse musculaire associées à l'âge ;
- mauvais état nutritionnel ;
- présence de maladie chronique ;
- incontinence ;
- problèmes de soins personnels ;
- traitements médicamenteux.

Les facteurs de risque

Les facteurs de risque inventoriés par l'Anaes sont de deux ordres : facteurs explicatifs et facteurs prédictifs.

4 http://www.has-sante.fr/portail/upload/docs/application/pdf/Escarres_court.pdf, Conférence de consensus. Prévention et traitement des escarres de l'adulte et du sujet âgé, 2001 avec la participation de l'Anaes.

Les facteurs explicatifs sont ceux qui expliquent le mécanisme d'apparition	**Les facteurs prédictifs** sont les conditions qui peuvent accentuer ou favoriser ce phénomène d'altération de l'intégrité de la peau
• **La pression** décrit la force exercée sur la peau par le support • **La friction** se définit comme le résultat d'un frottement répété de deux surfaces entre elles • **Le cisaillement** est la conséquence de mouvements inverses de deux surfaces l'une sur l'autre • **La macération** est le résultat de l'absence d'aération entre la peau et le support (transpiration, incontinence urinaire ou fécale). Elle fragilise l'épiderme • **La fièvre** qui réduit la résistance épidermique	Les principaux sont : • **l'immobilisation** : pression et durée d'exposition majorent le risque d'escarre • **la dénutrition** : insuffisance d'apports nutritifs tissulaires • **les troubles cardiovasculaires** : diminution du débit cardiaque et trouble de la vascularisation tissulaire • **les neuropathies** : perte de la sensibilité • **l'âge** : l'atrophie cutanée et fragilité de la peau • **l'état psychologique** du patient : manque de motivation pour participer aux soins • **l'état général** avec ses comorbidités

Les zones à risque

Elles sont multiples depuis l'occiput jusqu'aux talons. Elles sont liées à la présence de saillies osseuses qui compriment les tissus mous.

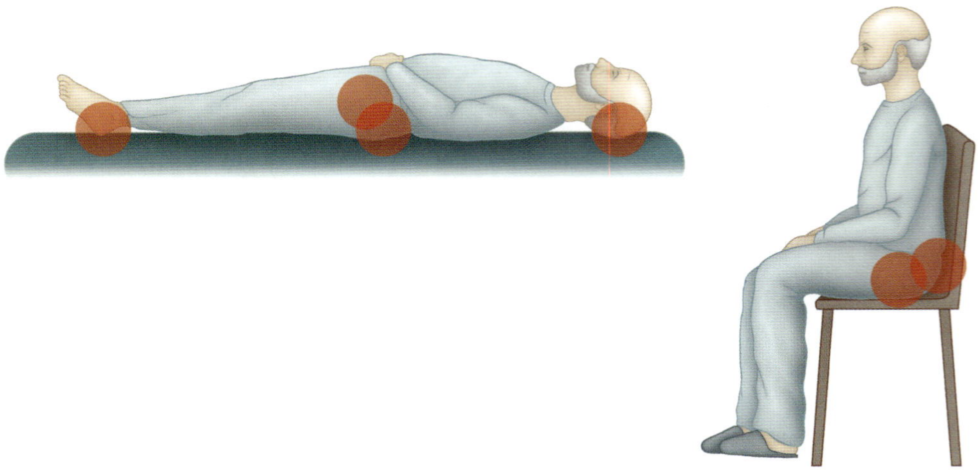

Figure 3.3. Zones à risques

Les situations cliniques à risque

Il s'agit des contextes dans lesquels se trouvent réunis plusieurs facteurs de risque, notamment : la présence de forces de pression, la perte de mobilité, le déficit neurologique sensitif et moteur, les modifications cardiovasculaires.

Les pathologies neurologiques, orthopédiques, traumatologiques, ainsi que la gériatrie et les soins intensifs, constituent des situations dans lesquelles l'incidence se trouve augmentée.

Les actions de prévention

Elle consiste en une prise en charge pluridisciplinaire, avec une sensibilisation et l'engagement de chaque partenaire de soins.

La réduction des pressions

La présence d'un de ces facteurs induit la nécessité de réduire les pressions qui favorisent la formation de l'escarre. Ainsi il s'agit de réduire la durée et l'intensité de l'appui. Il existe pour cela différents moyens.

La réduction de la durée est réalisée par la mobilisation fréquente de la personne. Le principe de la mobilisation est de réduire la durée de la pression sur une zone. Les recommandations sont une mobilisation et un changement de position toutes les 3 heures avec un transfert d'un décubitus dorsal à un décubitus latéral. Cependant un décubitus latéral (30°) peut gagner en efficacité car le groupe fessier protège la zone trochantérienne. L'utilisation de coussins de maintien majore cette efficacité.

La réduction de l'intensité peut être obtenue par l'utilisation de supports statiques et dynamiques.

Les *supports statiques* augmentent la surface d'appui du patient sur le support par enfoncement dans celui-ci, diminuant ainsi la pression au niveau des zones à risques.

Exemples : matelas mousse, sur matelas à fibre de silicone, sur matelas à eau, coussins de mousse, à eau ou à air pour les fauteuils...

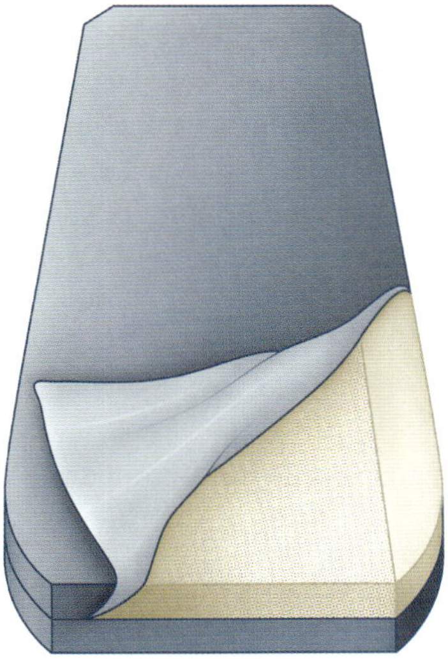

Figure 3.4. Supports statiques

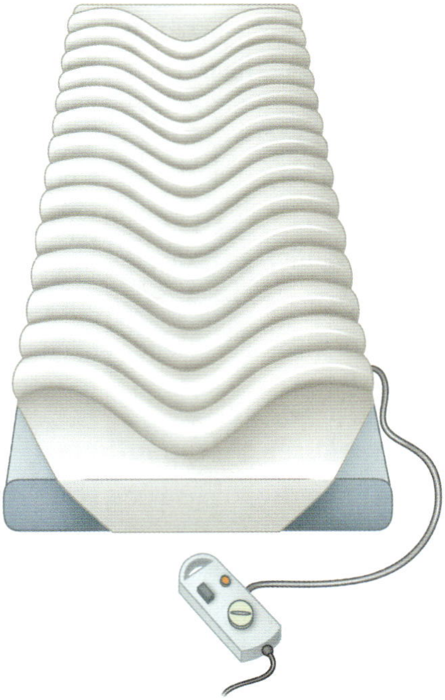

Figure 3.5. Supports dynamiques

Les *supports dynamiques* permettent grâce au gonflement alternatif de boudins d'aménager des périodes de dépression. Lorsqu'ils sont à pression constante, ils combinent l'action statique et dynamique. Exemples : sur matelas à air, matelas et lit à air...

L'efficacité de ces supports n'est plus à démontrer mais il convient de les sélectionner pour déterminer le support idéal pour chaque patient. Pour cela, l'Anaes propose des indicateurs qui servent aux soignants pour élaborer des stratégies de choix et réaliser des protocoles.

Le maintien de l'hygiène et l'effleurage

L'hygiène corporelle est quotidienne avec la vérification systématique de l'état du lit (sec et sans miette, sans plis), le change de protection en cas d'incontinence, et des vêtements lors de transpiration, sont réguliers et réalisés autant de fois que nécessaire. Ces mesures d'hygiène visent à réduire et éviter la macération qui fragilise la peau et accélère le processus de formation d'une escarre.

Les massages, les frictions et l'alternance de chaud et froid sur l'escarre sont à proscrire. Un effleurage est préconisé, il vise à assurer la micro-vascularisation cutanée. Celui-ci est effectué sur les zones à risque saines. Il doit être pratiqué avec douceur, rester léger et durer minimum 2 minutes. Il peut être réalisé en appliquant un produit facilitant le glissement de la peau sous les doigts. Différents produits peuvent être utilisés (pommade, huile, lait corporel...), mais ils doivent être incolores pour permettre une observation cutanée fine. Ces produits doivent être non alcoolisés pour ne pas agresser la peau.

L'équilibre nutritif et hydrique

Il est indispensable à la prévention des escarres. La dénutrition provoque une perte de masse graisseuse et maigre, diminuant de ce fait la couche protectrice des vaisseaux sanguins. En effet, l'épaisseur du tissu adipeux et musculaire favorise une bonne répartition des forces de pression entre le support externe et les composants durs du corps (les os), notamment au niveau des saillies osseuses (trochanter, sacrum). Les tissus jouent aussi un rôle d'amortisseurs en cas de choc, évitant des traumatismes du système vasculaire. L'équilibre nutritif de la personne constitue un moyen de prévention efficace.

L'équilibre nutritif est apprécié à partir de :

- la courbe du poids et du calcul de l'IMC ;
- le suivi des prises alimentaires et hydriques ;
- la surveillance biologique sanguine, et notamment l'albuminémie en cas de dénutrition.

Les mesures thérapeutiques

Lorsque l'escarre est constituée, la mise œuvre des mesures thérapeutiques est spécifique au stade de l'escarre[5].

5 Voir les lésions cutanées, se référer au volume 2 de la collection les « Essentiels en IFSI », sous la direction de Carole Siebert et Katy Le Neurès, *Processus traumatiques,* Elsevier-Masson, 2009

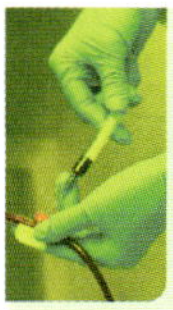

Les étapes du soin et des activités liés à la mobilisation et l'installation

Le but des soins est de permettre l'efficacité des différentes fonctions de l'organisme.

Le résultat en est le maintien des interactions avec les autres activités de la vie quotidienne.

Étapes de réalisation	Justification des actions Interventions	Savoirs mobilisés
Identification du but du soin	**Répondre aux besoins explicites ou implicites du patient** En matière : • de mobilisation : – identifier l'habileté à se mouvoir et les gestes possibles en lien avec le cycle de vie. L'enfant est actif, l'adulte est en pleine aisance de ses mouvements, la personne âgée a une activité modérée – procéder à un examen clinique pour repérer les capacités cardiorespiratoires et l'adaptation de l'organisme aux efforts (fréquence respiratoire, amplitude, pression artérielle, pulsations) • d'installation : – rechercher les postures adoptées par la personne lors du repos, transferts, en position assise, debout, couchée (port de la tête, maintien du dos, position des pieds, décubitus préféré...) compatibles avec l'état de santé au sein de l'institution • d'exercice physique : – repérer la pratique ou non d'activité physique – explorer les besoins d'exercice physique	• Démarche clinique
Identification des ressources	**Adapter le soin à la personne et à la situation** • Connaître les ressources de la personne : – s'assurer du maintien des différentes postures (assise ou debout, couchée, actif, passif, résistance) – vérifier les mouvements possibles (abduction, adduction, extension...), l'ampleur des mouvements (modérée, large...) et leurs caractéristiques (coordonnés, harmonieux, complets) – identifier les capacités de réalisation des mouvements (se pencher, s'accroupir, se soulever, s'étirer, attraper des objets, marcher, prendre appui...), l'équilibre et la stabilité dans le mouvement – comprendre la nécessité et la volonté de se mouvoir et de maintenir la verticalité	• Démarche clinique

Étapes de réalisation	Justification des actions Interventions	Savoirs mobilisés
Identification des ressources (suite)	– ajuster les ressources selon le cycle de vie de la personne et de la présence de troubles démentiels, des incoordinations (akinésie, ataxie, convulsions, tremblements...) – rechercher les connaissances de la personne porteuse de matériel médical pour assurer sa mobilisation en toute sécurité • Identifier les ressources humaines et matérielles disponibles dans la structure : – matériel médical d'aide à la mobilisation (canne, déambulateur...) – matériel médical de transfert (surmatelas de transfert, porte malade...)	• Démarche clinique
Évaluation de la situation	**Identifier la nature et les modalités du soin à faire** • Réaliser une installation • Aider à la mobilisation, à la marche, à un geste de précision... • Assurer un transfert... • Enseigner les postures, les bonnes pratiques pour se mouvoir, s'installer • Suppléer, aide partielle... • Mettre en place des mesures préventives en regard des risques identifiés (risques de chute, d'hypotension orthostatique, d'intolérance à l'effort, de déambulation...)	• Démarche clinique • Soins de confort et de bien-être • Gestion des risques
Recueil du consentement du patient	**Appliquer la réglementation** (droits du patient) Appliquer les principes et les valeurs des soins (la personne bénéficiaire des soins est reconnue comme acteur dans son parcours de soins)	• Législation, éthique, déontologie
Préparation du soin	**Réduire les aléas et les risques liés au soin** Dispenser un soin de qualité : • regrouper les appareillages utiles • dégager l'espace pour faciliter les mouvements • aménager l'environnement pour assurer la sécurité • rapprocher les meubles lors d'un transfert (siège près du lit, fauteuil roulant prêt du fauteuil fixe...) • repérer le lieu le plus favorable pour l'installation de la personne (fauteuil près d'une fenêtre par exemple, près d'une source de chaleur ou loin selon la sensibilité au froid ou à la chaleur...)	• Soins de confort et de bien-être

Étapes de réalisation	Justification des actions Interventions	Savoirs mobilisés
Réalisation du soin	**Répondre au besoin identifié** • Effectuer le soin : aide au lever, au transfert, aide à la marche… en respectant les normes de qualité • Solliciter le patient selon ses capacités • Utiliser les ressources de la personne et le matériel nécessaire à sa sécurité (déambulateur, canne, fauteuil roulant…) • Veiller au respect de l'ergonomie	• Soins de confort et de bien-être
Rangement et décontamination du matériel	**Prévenir le risque infectieux** • Laisser l'environnement propre, rangé selon les habitudes du patient • Décontaminer le matériel collectif (lève malade…)	• Infectiologie/ Gestion des risques • Soins de confort et de bien-être
Transmission aux professionnels	**Assurer la continuité des soins/Garantir des soins de qualité** • Noter l'évolution des progrès ou la régression en matière de mobilisation, les attitudes, l'implication dans la mobilisation • Noter tout changement au niveau des mouvements, de la posture, du déplacement	• Législation • Démarche clinique • Gestion des risques
Évaluation du soin	**Mesurer et/ou apprécier le résultat obtenu (atteinte de l'objectif, satisfaction de la personne)** • Condition physique maintenue et valorisante • Posture harmonieuse et confortable • Interaction avec les autres fonctions de l'organisme maintenue • Satisfaction du patient **Améliorer la pratique professionnelle** • Réfléchir sur le déroulement du soin : savoir ce qui s'est bien passé, ce qui a bien ou moins bien fonctionné • Identifier les éléments favorisant ou freinant l'implication du patient • Rechercher si d'autres solutions étaient possibles, ce qu'on aurait pu faire d'autre ou différemment, ce qu'on referait de façon identique	• Gestion des risques • Soins de confort et de bien-être • Qualité des soins et évaluation des pratiques

RÉALISATION DES SOINS ET D'ACTIVITÉS LIÉS AU REPOS ET AU SOMMEIL

Le sommeil occupe environ un tiers de notre vie. Outre le repos et la sensation de repos qu'il procure, il a un rôle sur les productions hormonales, sur la maturité cérébrale et sur le développement des capacités cognitives de l'individu. Les connaissances sur la physiologie du sommeil sont récentes, milieu des années 1950, et ont permis une approche diagnostique et thérapeutique des troubles du sommeil.

Le sommeil[6]

La vie psychique des êtres humains est continue. Des phases d'éveil et des phases de sommeil se succèdent selon un rythme jour/nuit, appelé rythme nycthéméral.

Les signes du sommeil

Après une période d'éveil, dont la durée varie en fonction de l'âge et du contexte, l'individu présente les signes précurseurs du sommeil : bâillements, clignements des paupières, inattention à l'environnement.

Si la personne résiste au sommeil, l'envie de dormir passe au bout d'un quart d'heure et revient une à deux heures plus tard.

Si la personne suit ces signaux, son organisme entre dans une phase de repos. La personne adopte une posture permettant le relâchement musculaire. L'endormissement et le sommeil se caractérisent par la fermeture des paupières, l'immobilité et le ralentissement progressif des fonctions végétatives : respiration, fréquence cardiaque, température, tonus musculaire. Ce ralentissement assure la récupération physique, psychologique et intellectuelle.

Le cycle du sommeil

Notre cerveau subit l'alternance de trois états principaux : l'éveil, le sommeil et le rêve.

L'éveil

La tendance naturelle de l'homme est de s'endormir spontanément si aucune tâche physique ou intellectuelle ne lui est proposée. L'éveil est cependant nécessaire à notre survie et s'accompagne des dépenses d'énergie demandées par la satisfaction des besoins immédiats de l'individu ou de l'espèce.

L'individu possède ainsi un système d'éveil réparti de l'hypothalamus au bulbe rachidien, composé d'un réseau de neurones permettant la circulation de l'information grâce à des transmetteurs comme l'acétylcholine, le glutamate, la sérotonine, la dopamine, la noradrénaline, ou l'histamine. Ces neurones de l'éveil diminuent ou arrêtent leur activité durant la phase de sommeil.

C'est pour conquérir un éveil plus durable et plus efficient que l'homme ingère du thé et du café qui augmentent l'efficacité du système d'éveil. On comprendra aussi que les médicaments qui bloquent les neurotransmetteurs diminuent la vigilance.

6 http://ura1195-6.univ-lyon1.fr/articles/valatx/mh_88/rappel.html

Le sommeil

Le sommeil est la « diminution réversible naturelle et périodique de la perceptivité du milieu extérieur avec conservation d'une réactivité et conservation des fonctions végétatives ». Les notions de réversibilité et de perceptibilité du milieu extérieur permettent de distinguer le sommeil du coma : un bruit violent réveille un dormeur, pas un comateux. Le sommeil n'est pas la conséquence d'un repos passif du système d'éveil, il est provoqué par l'intervention d'un mécanisme actif. En effet, l'activité des neurones corticaux ne s'arrête pas au cours du sommeil, elle subit des modifications particulières (synchronisation) empêchant l'intégration des signaux du monde extérieur.

Le sommeil est la juxtaposition périodique de deux états :

- le sommeil lent, de profondeur variable, fait suite à l'endormissement. Il dure 60 à 75 minutes. C'est une étape importante et très active du sommeil qui régénère l'organisme, efface les fatigues, réhabilite les fonctions et redistribue l'énergie à l'organisme ;
- le sommeil paradoxal durant lequel survient le rêve est d'une durée de 15 à 20 minutes. Cette phase est importante pour la récupération psychique et la mémorisation des apprentissages.

Ainsi, un cycle de sommeil dure environ 90 minutes. Après un bref éveil, un autre cycle recommence. Au cours d'une nuit, 3 à 5 cycles de sommeil peuvent se succéder. La présence de brefs éveils à la fin des cycles peut être oubliée au lever, ou au contraire mémorisée, ce qui fait croire à la personne qu'elle n'a pas dormi.

La durée physiologique du sommeil d'un adulte varie de 4 à 12 heures et est influencée par l'environnement physique (température, lumière), social (stress), l'alimentation et le rythme biologique nycthéméral.

Le rêve

Durant cette étape, l'activité musculaire est abolie alors que l'activité neurovégétative est intense, déclenchée par les images du rêve qui peuvent résulter d'une stimulation du cortex occipital. Le cerveau est actif mais désynchronisé du reste du corps, il consomme autant de glucose et d'oxygène que pendant la phase d'éveil. Ces épisodes témoignent de l'activité intense et de l'importance du rêve pour la qualité de la vie psychique, intellectuelle et biologique de l'homme.

Le repos

Le repos est un état de détente, de relaxation caractérisé par une limitation de tension émotive qui s'impose dès lors que le rythme éveil/sommeil est malmené et que le contexte impose à la personne une hypervigilance comme cela peut être le cas lors de travail en horaires décalés, lors de la conduite automobile…

Les études scientifiques mettent en évidence une baisse de la vigilance physiologique en début d'après-midi. Ce phénomène physiologique peut être majoré par un repas trop riche, un déficit en sommeil, il répond aux périodes chrono-biologiques de notre organisme. Ainsi, la somnolence est maximale entre 2 heures et 5 heures et entre 12 heures et 15 heures.

La sieste

La réhabilitation de la sieste est prônée par de nombreux spécialistes du sommeil. Bien que considérée dans nos sociétés comme un comportement lié à la petite enfance et assimilé à la régression voire la paresse, elle est le moyen de répondre à la baisse de performance intellectuelle et physique qui touche tous les êtres humains. Cependant cette « fatigue universelle » ne demande pas le même type de récupération selon le cycle de la vie et la personne.

La sieste en fonction de l'âge

- Chez les moins de 4 ans, elle est physiologique. Elle est un complément indispensable au sommeil de nuit. Idéalement la sieste postprandiale ne doit pas se poursuivre trop tard dans l'après-midi pour ne pas perturber l'endormissement du soir. L'enfant se réveille spontanément grâce aux bruits ambiants lui permettant de sortir de la phase de sommeil léger.
- Chez les 4/6 ans, le besoin de la sieste est parfois mal vécu. En cas de refus, on peut proposer à l'enfant de se reposer en faisant des exercices de relaxation par exemple.
- Chez les 6/12 ans, la récupération de la fatigue ne requiert pas forcément un temps de sieste, mais plutôt l'accès à des activités libres, des ateliers ou des exercices physiques permettant le défoulement. À cet âge, le niveau de performance des enfants est faible de 12 heures à 14 heures et s'améliore à partir de 15 heures.
- Les adolescents présentent souvent une dette de sommeil liée aux modifications du sommeil, elle se caractérise par une somnolence diurne. Ils accumulent bien souvent les risques d'un mauvais endormissement du fait d'une excitation intellectuelle tardive (ordinateur, jeux vidéo), des transformations hormonales de la puberté, du refus de se coucher aux heures imposées... Si le temps de sieste disparaît, ils doivent trouver le moyen d'effacer le manque de sommeil. Pour rattraper ce retard, l'adolescent allonge ses matinées de sommeil au cours des week-ends et des vacances. Les horaires de sommeil deviennent ainsi irréguliers.
- La personne âgée présente une facilité à s'endormir le jour. Ce besoin est majoré par le manque de sollicitation physique et intellectuelle. Cependant les siestes répétitives peuvent induire des troubles du sommeil, aussi il convient que la personne puisse trouver un rythme harmonieux laissant une place à la sieste qui n'altère pas la qualité de son sommeil.

Les troubles du sommeil

Les troubles du sommeil sont divers. Ils se caractérisent par un déficit quantitatif ou bien une détérioration de sa qualité. Dans les deux cas, on retrouve des incidences dans la vie quotidienne au niveau social, professionnel et physique.

L'insomnie

L'insomnie est une difficulté à l'endormissement. Elle correspond à un trouble consécutif à une stimulation trop importante du système d'éveil. Le milieu extérieur, la lumière, le bruit, la température, le milieu intérieur, la faim, la soif, la douleur, mais aussi les stimulations affectives, cognitives, les émotions, l'anxiété, les apprentissages sont de puissants facteurs éveillants. Le sommeil est favorisé par le sentiment de sécurité. D'autres facteurs peuvent expliquer l'apparition d'insomnie, notamment les atteintes des neurones à sérotonine.

L'approche thérapeutique devra prendre en compte l'étiologie de l'insomnie, afin de supprimer les facteurs qui peuvent l'être. Elle s'attachera à faire évoluer les comportements qui favorisent un sommeil de qualité, il s'agit donc principalement des conseils d'hygiène de vie. Cependant, un traitement médicamenteux peut être prescrit pour une durée déterminée, pour que la personne puisse passer un cap difficile.

La narcolepsie

Il s'agit d'un accès invincible de sommeil pendant la journée qui se manifeste par l'endormissement soudain de la personne alors qu'elle est en activité. Ce trouble est lié à un terrain génétique, néanmoins on retrouve des facteurs déclenchants tels que les émotions, les horaires irréguliers de sommeil.

Les hypersomnies

L'hypersomnie

Il s'agit d'une somnolence diurne excessive souvent consécutive à la réduction du temps de sommeil due aux contraintes socioprofessionnelles ou à la perturbation du déroulement normal des cycles du sommeil nocturne par les parasomnies.

Les parasomnies

Il s'agit de troubles observés durant le sommeil comme le syndrome des apnées du sommeil, celui des jambes sans repos, le somnambulisme. Chez l'enfant, il s'agit de manifestations bénignes qui ne deviennent anormales que si elles sont fréquentes :

- le syndrome d'apnée du sommeil (SAS) se caractérise, après l'endormissement, par la survenue d'arrêts respiratoires d'une durée moyenne de 40 secondes. La reprise du rythme respiratoire coïncide toujours avec un réveil. La répétition des apnées durant la nuit désorganise le sommeil et entraîne une réduction du temps de sommeil, une somnolence diurne, une hypoventilation alvéolaire, une hypertension artérielle et pulmonaire ;
- le ronflement est un bruit produit à l'inspiration, soit par la vibration du voile du palais, soit par celle de la base de la langue, alors que l'expiration est peu bruyante voire silencieuse. Le ronflement peut n'avoir aucun retentissement ou au contraire être responsable d'une symptomatologie clinique : fatigue, céphalées au réveil, somnolence diurne, hypertension artérielle... qui peut s'accompagner d'anomalies respiratoires ou mettre en évidence un syndrome d'apnée du sommeil (SAS) ;
- le syndrome des jambes sans repos se caractérise par une sensation douloureuse au niveau des membres inférieurs associée à des secousses involontaires, d'apparition nocturne et aggravée par l'immobilité. La personne est contrainte de se lever pour marcher et bouger ses jambes afin d'atténuer la sensation. Le sommeil est perturbé par les réveils fréquents.

Chez l'enfant les troubles du sommeil sont fréquents :

- les terreurs nocturnes surviennent au cours du sommeil lent profond, l'enfant s'assied dans son lit, hurle, il ne se réveille pas ;
- le somnambulisme correspond à la déambulation d'une personne qui n'est pas réveillée, le somnambule est généralement docile, il se laisse reconduire dans son lit s'il n'est pas réveillé.
- Autres parasomnies fréquentes de l'enfant :
- la somniloquie correspond au fait de parler pendant le sommeil ;
- le bruxisme correspond au grincement des dents pendant le sommeil.

La fatigue

La fatigue est un phénomène subjectif, un « état de lassitude causée par l'effort, l'excès de dépense physique ou intellectuelle ». Elle se traduit par la sensation de ne pas pouvoir effectuer les tâches habituelles sans faire appel à des ressources insoupçonnées de la volonté.

On distingue deux formes de fatigue :

- la fatigue normale dite physiologique, qui est consécutive à un effort physique intense, un stress émotionnel ou un surmenage. La cause est évidente et n'entraîne que rarement la consultation du patient ;
- la fatigue pathologique qui survient plus rapidement et persiste de façon chronique. De nombreuses pathologies (cancer, maladies respiratoires…) et de nombreux traitements (chimiothérapie, corticoïdes, radiothérapie…) entraînent de la fatigue et les conséquences cognitives, émotionnelles et comportementales associées.

Selon Nanda International[7], la définition validée en 1988 est « une sensation accablante et prolongée d'épuisement réduisant la capacité habituelle de travail physique et mental ».

Certains auteurs différencient la fatigue de l'asthénie[8] :

- la fatigue étant alors un « phénomène physiologique qui associe une baisse des performances induite par l'effort et réversible par le repos, associé à un vécu généralement désagréable incitant à cesser l'effort » ;
- l'asthénie « caractérise une fatigue pathologique, sensation de fatigue généralement chronique sans cause immédiate (absence d'effort même minime) qui n'est pas effacée par le repos. Elle entraîne souvent une perte d'élan vers l'activité ou adynamie ».

Les signes de la fatigue sont la sensation d'un manque d'énergie, des difficultés à accomplir les activités courantes et à se concentrer, la plainte, la somnolence, des difficultés émotionnelles ou irritabilité, enfin une tendance aux accidents.

La fatigue est comme la douleur, un phénomène complexe à évaluer. Il existe des échelles[9] permettant de la mesurer. Ce symptôme souvent banalisé doit être reconnu, décrit et des interventions en regard des données et des facteurs favorisants posées.

En l'absence de cause connue, l'éclairage de la médecine du sommeil permet de suggérer que la fatigue peut résulter d'une désynchronisation des horloges du sommeil. Cette perturbation chrono*biologique conduit à la fatigue et secondairement à l'insomnie.

Les conditions nécessaires au repos et au sommeil

Pour bien dormir, il faut créer des conditions propices à un endormissement et à un sommeil confortable. Certaines préconisations peuvent être apportées à la personne, notamment lorsqu'elle est hospitalisée car l'endormissement peut être un moment anxiogène du fait du lieu inconnu et des bruits non familiers, à cause de la peur de ne pas se réveiller, de crainte d'avoir manqué de vigilance sur son état…

« Tout ce qui apporte le calme et la sérénité est favorable au sommeil. Tout ce qui entraîne stress, excitation, inquiétude lui nuit[10] ». Aussi, il est important d'amener les personnes à iden-

7 Nanda : Association nord-américaine pour les diagnostics infirmiers (anciennement Anadi).

8 Chantal Jouteau-Neves, *in Les concepts en sciences infirmières*, sous la direction de Monique Formarier et Ljijana Jovic, ARSI, Éditions Mallet Conseil, 2009.

9 Échelle numérique : *Fatigue impact scale*.

10 Françoise Delomas, médecin directeur de Prosom Grenoble, revue *La santé de l'homme*, n° 330, juillet/août 1997.

tifier les facteurs propices à leur endormissement et leur délivrer des conseils d'hygiène de vie adaptés à leur situation.

L'environnement

■ L'environnement doit être calme pour faciliter l'endormissement et ne pas réveiller le dormeur dans la phase de sommeil léger. Ce ne sont pas les bruits familiers, mais l'excès de bruit qui perturbe le sommeil. Paradoxalement, un environnement silencieux peut être source d'anxiété et perturber le sommeil.

■ La température dans la chambre doit être fraîche.

■ Le degré d'humidité de l'air peut constituer une gêne de même que la sécheresse excessive de la chambre à coucher. Des humidificateurs peuvent être installés. La pièce est aérée avant le coucher afin d'éliminer toute trace de pollution tabagique. L'interdiction des animaux et des plantes est préconisée.

■ La luminosité doit être tamisée. En institution, les habitudes de la personne sont à respecter, dormir dans une chambre fermée ou entrouverte, avec ou sans lumière diffuse...

Le lit

Chacun a pu un jour constater qu'il est possible de s'endormir dans pratiquement n'importe quelles circonstances et dans des positions parfois peu confortables, dès lors que la fatigue se fait sentir.

Pour prévenir les réveils difficiles et douloureux mais également faciliter l'endormissement, le confort de la literie est important :

■ matelas adapté à sa morphologie ;

■ lit permettant une certaine liberté des mouvements ;

■ vêtements de nuit amples et peu serrés ;

■ linge de lit propre et frais

Le mode de vie

Les rites d'endormissement participent à un sommeil de qualité. Ainsi, la personne peut, avant de s'endormir, lire quelques pages, écouter de la musique, boire une boisson chaude... Les enfants aussi ont des habitudes telles que la lecture d'une histoire ou d'un conte, la présence d'une peluche ou de leur « doudou », l'exigence d'une porte ouverte ou fermée, la présence d'une veilleuse... tous ces rituels favorisent l'endormissement parce qu'ils les sécurisent. Il est donc important de les respecter.

Une hygiène de vie régulière facilite aussi le sommeil et certaines actions sont préconisées :

■ adopter des horaires réguliers pour se coucher favorise l'endormissement ;

■ savoir écouter son corps et accepter de se coucher quand la fatigue se fait sentir : bâillement, difficulté à suivre un programme de télévision, une lecture...

■ pratiquer un exercice physique dans la journée, et l'éviter le soir ;

■ éviter les excitants avant le coucher : café, thé, vitamine C, cola, nicotine...

■ proscrire l'alcool.

L'installation

L'installation de la personne pour le repos et le sommeil vise à permettre à la personne dépendante d'adopter une posture favorisant son endormissement, tout en tenant compte de ses déficiences, de l'appareillage médical dont elle est porteuse.

L'installation de la personne est ergonomique, il convient de respecter l'alignement de la tête avec le tronc et de positionner les membres inférieurs et supérieurs en fonction de la posture choisie.

La position allongée correspond au décubitus. C'est la position que nous adoptons pour dormir. Elle représente un tiers de notre vie et mérite de ce fait un peu d'attention. Pour être confortable, elle doit respecter l'harmonie des courbures de la colonne vertébrale. En position allongée, la pression des disques intervertébraux est de seulement 30 % (la même pression debout est chiffrée conventionnellement à 100 %) et c'est à ce moment-là qu'ils se nourrissent (par absorption). Le décubitus peut être dorsal, latéral droit ou gauche ou ventral, ce dernier est peu rencontré du fait de son inconfort.

En décubitus dorsal, la personne repose sur le dos, elle peut avoir les jambes tendues ou pliées.

En décubitus latéral, le dos est en position d'inclinaison latérale et en rotation et si la personne reste trop longtemps dans cette position, des courbatures peuvent apparaître, il faut donc changer régulièrement de position, ce qui se fait de façon réflexe le plus souvent.

Le soignant qui est souvent amené à aider au coucher devra s'assurer que l'installation est cohérente avec la pathologie et réponde aux habitudes de la personne.

L'inconfort de la personne peut relever de la literie, il convient donc de veiller à ce que :

- les draps soient tirés, couvrent les épaules selon le choix de la personne ;
- les oreillers soient suffisants, pas trop haut pour éviter les mauvaises positions ;
- les draps au pied du lit soient bordés...
- le pli d'aisance soit présent afin d'éviter la flexion plantaire qui peut, si la situation perdure se traduire par une attitude vicieuse du pied.

L'environnement doit être rassurant. Mettre à proximité, les objets de première nécessité comme la table de nuit, le téléphone, l'adaptable, la sonnette, la télécommande de la télévision, la boisson, les lunettes...

La méconnaissance des lieux peut inquiéter la personne, lui préciser la proximité et la disponibilité des soignants, même la nuit. Respecter le calme, assurer l'obscurité ou la demi-obscurité dans la chambre traduisent la prise en compte des besoins de la personne.

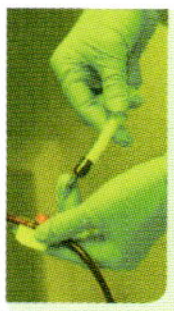

Les étapes du soin et des activités liés au repos et au sommeil

Le but des soins est de maintenir les conditions favorables à l'endormissement.

Le résultat recherché est une qualité et une quantité de sommeil suffisantes.

Étapes de réalisation	Justification des actions Interventions	Savoirs mobilisés
Identification du but du soin	**Répondre aux besoins explicites ou implicites du patient** • D'installation pour le repos et le sommeil : – explorer les facteurs qui influencent l'endormissement (rituel d'endormissement, les positions…, l'incommodité de l'environnement tel une chambre double, un lit étroit…) – rechercher la quantité de sommeil nécessaire à la personne – connaître la position adéquate au regard de ses habitudes, de sa pathologie, de l'appareillage médical éventuel… • De prévention des troubles du sommeil : – identifier les causes psychologiques (peur, stress…), physiques (douleur, ankylose…), environnementales (bruits, lumière, les soins…) – rechercher des signes de fatigue, de douleur	• Démarche clinique
Identification des ressources	**Adapter le soin à la personne et à la situation** • Connaître les ressources de la personne : – habitudes d'endormissement (télévision, musique, lecture, boissons chaudes…) • Identifier les ressources humaines et matérielles disponibles dans la structure : – personnes pouvant aider au coucher – état de la literie (draps tendus, bordés, tirés jusqu'au cou…) – l'organisation des soins et l'accompagnement au sommeil (planifier les soins pour respecter la phase d'endormissement de la personne, regrouper les soins…)	• Démarche clinique

3 Mobilisation, sommeil, activités occupationnelles

Étapes de réalisation	Justification des actions Interventions	Savoirs mobilisés
Évaluation de la situation	**Identifier la nature et les modalités du soin à faire** • Installer ou aider à l'installation la personne au lit • Conseiller en matière d'hygiène de vie (technique de relaxation, mode de vie, moyens pour favoriser l'endormissement et le repos...) • Réaliser une réfection de lit • Assurer la surveillance de la personne • Mettre en place des mesures préventives en regard des risques identifiés (risques de chute, d'anxiété, de fatigue, d'irritabilité, de lassitude, de troubles du sommeil, de perturbation de la vie sociale...)	• Démarche clinique • Soins de confort et de bien-être • Gestion des risques
Recueil du consentement du patient	**Appliquer la réglementation** (droits du patient) Appliquer les principes et les valeurs des soins (la personne bénéficiaire des soins est reconnue comme acteur dans son parcours de soins) **Recueilir le consentement de la personne**	• Législation, éthique, déontologie
Préparation du soin	**Réduire les aléas et les risques liés au soin** Dispenser un soin de qualité : • regrouper le matériel pour la réfection du lit • prévoir la tenue de nuit ainsi que les changes ou les garnitures le cas échéant • adapter l'environnement (fermer les volets, diminuer la luminosité, le chauffage, éviter les nuisances sonores, prévoir une collation...)	• Soins de confort et de bien-être
Réalisation du soin	**Répondre au besoin identifié** • Effectuer le soin en respectant les normes de qualité • Allonger le lit, taper les oreillers, réajuster les draps et couverture, désencombrer le lit éventuellement, prévoir le matériel de soulagement si besoin (arceau, coussin...) • Assurer une surveillance régulière et organisée • Appliquer des techniques de relaxation • Enseigner au patient des techniques de relaxation • Donner le traitement le cas échéant	• Soins de confort et de bien-être
Rangement et décontamination du matériel	**Prévenir le risque infectieux** • Évacuer le linge sale • Aérer la pièce...	• Infectiologie/ Gestion des risques • Soins de confort et de bien-être

Étapes de réalisation	Justification des actions Interventions	Savoirs mobilisés
Transmission aux professionnels	**Assurer la continuité des soins/Garantir des soins de qualité** • Noter tout changement dans les habitudes de sommeil, l'endormissement, la qualité et la quantité du sommeil…	• Législation • Démarche clinique • Gestion des risques
Évaluation du soin	**Mesurer et/ou apprécier le résultat obtenu (atteinte de l'objectif, satisfaction de la personne)** • Personne satisfaite de son repos • Sommeil efficace et réparateur **Améliorer la pratique professionnelle** • Réfléchir sur le déroulement du soin • Identifier les éléments favorisant ou freinant l'implication du patient	• Gestion des risques • Soins de confort et de bien-être • Qualité des soins et évaluation des pratiques

RÉALISATION D'ACTIVITÉS OCCUPATIONNELLES ET/OU DE MÉDIATION

L'être humain accomplit des actions participant au développement de sa personnalité et de ses divertissements.

L'occupation de la personne

S'occuper est défini comme « passer son temps à une activité précise, s'appliquer à…, y employer son temps, ses soins. » L'individu accomplit des activités qui lui permettent d'être utile, qui répondent à un idéal auquel il croit, qui l'implique dans des choix, choix d'appartenance à des associations, des clubs pour l'accomplissement d'actions en vue de se réaliser. La gratification que l'individu reçoit à la suite de ses actions favorise son épanouissement, la construction de son rôle social. Pour ce faire, la personne apprend à se connaître, elle identifie ce qui sied à ses attentes, elle apprend également à connaître les autres et à contrôler son environnement.

La capacité de l'individu à se réaliser est personnelle et unique, ce qui explique que certaines personnes ont un rôle social plus ou moins développé, que certains individus ont besoin des autres pour se valoriser tandis que d'autres trouvent en eux-mêmes la gratification suffisante leur assurant un épanouissement.

En fonction de l'âge, les activités occupationnelles sont variables. Ainsi, le jeu permet à l'enfant de se développer et favorise son éveil. La scolarisation et les activités de loisirs contribuent à favoriser son appartenance au groupe social et à la vie en société.

L'adulte mène des activités en lien avec le rôle social qu'il s'est donné, avec la position ou la fonction particulière qu'il occupe dans son groupe. Il se sentira valorisé s'il a choisi ses activités et si elles répondent à ses aspirations.

En l'absence d'activité professionnelle, la personne âgée peut aussi participer à des projets selon ses goûts et ses capacités afin de maintenir sa vie sociale. Il en est ainsi de sa participation à des clubs de rencontre du 3e ou du 4e âge, à des manifestations organisées par les municipalités, les associations (cinéma, sorties, voyages, repas de fête...).

Quels que soient ses domaines de divertissement, la personne vise l'obtention d'un degré de contentement qui agit sur sa façon d'être et la conduit vers de nouveaux projets. Cependant, cela présuppose un fonctionnement suffisant de ses fonctions physiologiques et psychologiques.

Le lien social

Le lien social est défini comme l'ensemble des relations qui unissent des individus faisant partie d'un même groupe et/ou qui établissent des règles sociales entre individus ou groupes sociaux différents. Il s'agit donc de l'ensemble des appartenances, des affiliations, des relations qui unissent des personnes entre elles.

Le lien social représente la force qui lie les personnes entre elles, par exemple, les membres d'une famille, d'une communauté. Cette force peut varier dans le temps et dans l'espace, le lien social pouvant se trouver plus ou moins fort selon le contexte dans lequel se situe le phénomène étudié. Les liens sociaux permettent d'assurer la cohésion sociale et l'intégration des individus, soit par le partage de valeurs communes soit par la reconnaissance des différences lors de l'établissement des règles sociales. Ces liens contribuent également à l'acquisition d'une identité sociale par les individus.

Certains facteurs tels que l'accroissement des inégalités sociales influencent la dégradation de la qualité et de l'intensité du lien social. Les évolutions plus contemporaines que sont l'accroissement des divorces, l'individualisation croissante, participent à la « déliquescence » du lien social, qui se traduit par l'augmentation de la violence et de la délinquance.

Il n'existe pas d'indicateurs qui mesurent directement la présence ou la force des liens sociaux. Cependant, certains éléments statistiques peuvent être utilisés pour traduire l'évolution de ces liens dans certains domaines :

- famille : formation et dissolution des couples, taille de la famille, etc. ;
- associations : créations/disparitions, nombre d'adhérents ;
- religion : pratiques religieuses anciennes et nouvelles ;
- travail : nombre d'emplois précaires, de chômeurs ;
- délits : évolution de la délinquance et de la criminalité, etc.

Selon les sociologues, la crise du lien social pourrait être en lien avec trois raisons au moins :

- le déclin de l'autorité (policiers, parents, enseignants, etc.) ;
- l'existence de « ratés » lors du processus de socialisation (faiblesse des liens familiaux, des liens de voisinage etc.) ;
- la difficulté à établir de nouvelles règles de vie commune du fait de l'individualisme croissant (monde du travail par exemple).

Le divertissement de la personne

Selon l'âge, la culture, les habitudes et les goûts, les loisirs de la personne peuvent varier. On retrouve ainsi différents types de délassement, les loisirs d'intérieur ou d'extérieur.

Les loisirs de plein air constituent d'excellents exercices physiques pour se maintenir en forme mais certaines activités peuvent requérir de bonnes conditions de santé (cardiaque, pulmonaire…). Les loisirs d'intérieur présentent un aspect plus sédentaire. Si l'individu est conscient de la nécessité d'occuper une partie de son temps par des activités récréatives, il est à noter que les moyens de se divertir se modifient en fonction de l'évolution de la société.

L'individu au cours de la vie active, en fonction du temps libre qu'il s'octroie, peut choisir ses loisirs en fonction de ses aspirations. Certains recherchent des activités favorisant la détente et le plaisir, d'autres des activités physiques ou intellectuelles.

En fonction de l'âge et des capacités de l'individu, les divertissements n'ont pas les mêmes objectifs. Ainsi pour un enfant, le jeu occupe une grande partie de sa journée car il contribue à son développement psychomoteur et à celui de sa personnalité. La maturité permet à l'adulte de choisir des loisirs, après les heures de travail afin de libérer ses tensions. Avec l'âge, la diminution de l'agilité et des capacités physiologiques limitent la durée et l'intensité des activités, mais le choix des distractions apporte une sensation de plaisir et de satisfaction agréables.

Par ailleurs, d'autres facteurs influencent la possibilité et le choix des divertissements. Il en est ainsi de l'accès aux activités, des conditions de travail, des conditions financières et organisationnelles. La culture a aussi une grande influence avec les activités liées aux traditions et aux fêtes populaires comme le carnaval mais aussi avec les effets de mode. Les conditions de travail, leur accès aux conditions financières, organisationnelles influent sur le choix des activités. De ce fait, elles ne sont pas toujours accessibles à tous.

La retraite donne à la personne une plus grande disponibilité pour elle et les autres, cependant, elle génère une baisse de revenus, un changement de lieu de vie parfois. Par ailleurs, la personne qui a eu comme activité principale son travail n'a pas toujours pu développer des activités de loisirs. De ce fait, une fois libérée des contraintes du travail qui l'empêchaient éventuellement de se divertir, elle peut avoir des difficultés à construire des projets fondés sur le temps libre.

On comprend dès lors que la fin d'une activité professionnelle entraîne des bouleversements dans l'organisation globale de la vie de la personne retraitée, dans son réseau social et familial, ainsi que dans sa perception d'elle-même. Chez certaines personnes, le manque de moyens financiers, la maladie, des troubles cardiorespiratoires, la douleur, le fractionnement du sommeil, la limitation des mouvements et la diminution de l'acuité sensorielle liés à l'âge les empêchent de poursuivre leurs activités récréatives.

De même, les sources habituelles de divertissement doivent souvent céder la place à de nouvelles activités soit parce que les goûts peuvent avoir évolué avec le temps, soit avec l'apparition de difficultés physiques ou psychologiques ; les moyens de distraction sont alors souvent plus réduits. Par exemple, la baisse ou la perte de la vision empêche la personne qui aimait lire à s'adonner à son passe-temps favori.

La mémoire

Le cerveau est le siège des facultés intellectuelles de l'être humain et est composé de quatre lobes :

- le lobe frontal, siège des émotions, de l'élaboration de la pensée, de la production du langage, du contrôle des mouvements complexes ;
- le lobe occipital est le siège de la détection et de l'interprétation des images virtuelles ;
- le lobe temporal constitue la zone de stockage de la mémoire de reconnaissance et d'interprétation des sons ;
- le lobe pariétal est le lieu de la sensibilité cutanée (perception de la chaleur, de la douleur).

Les aires de la mémoire siègent sur les faces latérales et médianes du lobe temporal et pour la mémoire des faits récents, sur l'hippocampe. Le cervelet contrôle l'équilibre, la posture, la précision des gestes et des mouvements. Le thalamus joue un rôle intermédiaire dans le décodage des messages sensoriels. En fonction du siège des lésions, les troubles sont donc différents, perturbant la réalisation des actes de la vie quotidienne et pouvant aller jusqu'à la perte de mémoire définitive.

Les types de mémoire

Il existe deux types de mémoire, la mémoire à court terme et la mémoire à long terme.

La mémoire à court terme

Il s'agit de la mémoire des faits récents comme se souvenir du déroulement de la journée, de ce que l'on vient de faire (manger, se laver...), des personnes rencontrées dans la journée, des informations vues et entendues au journal télévisé. C'est cette mémoire qui est la première touchée dans la maladie d'Alzheimer.

Mme Bayer sort de table à 13 h 30 et se dirige vers le hall d'entrée de l'EHPAD où l'attend sa fille qui vient lui rendre visite. Cette dernière lui demande si elle a bien mangé. Mme Rayer répond « je ne sais pas, on ne me donne jamais à manger ici ».

Mme Bayer qui vient de terminer son déjeuner, ne s'en souvient plus. L'auxiliaire de vie présente au moment du repas rassure sa fille en précisant que Mme Bayer a parfaitement mangé avec appétit et satisfaction.

La mémoire à long terme

Elle correspond aux informations mémorisées tout au long de la vie qui vont, de façon progressive et rétrograde, disparaître. Dans la mémoire à long terme on distingue la mémoire épisodique de la mémoire sémantique.

La mémoire épisodique ou mémoire chronologique permet l'enregistrement des événements par le vécu des situations comme les événements familiaux, les situations scolaires, de travail... Ainsi la personne atteinte d'une démence peut, par la perte de plusieurs dizaines d'années, oublier le moment de sa vie présente et vivre sa situation actuelle quarante ans en arrière.

M. Cruse arrive affolé à 17 h dans le bureau de la directrice de l'EHPAD où il vit et lui demande d'avoir l'amabilité de téléphoner à l'école de son fils pour prévenir le directeur qu'il sera en retard pour prendre son fils à la fin des cours car il est retenu à son travail.

M. Cruse, vit dans son monde d'il y a 50 ans. Il s'adresse à la directrice de l'EHPAD qu'il prend pour son patron, il pense que l'EHPAD est son lieu de travail et que sa patronne ne respecte pas ses horaires de travail.

La mémoire sémantique est celle des connaissances apprises et stockées, c'est-à-dire les connaissances formelles, les connaissances pratiques. C'est cette mémoire qui permet de réaliser les activités de la vie quotidienne comme faire ses courses, préparer un repas, faire un numéro de téléphone.

Mme Roy vit à son domicile avec son mari. Ce dernier lui demande de mettre la table pendant qu'il va chercher le pain à la boulangerie de proximité. À son retour, il constate que son épouse est assise sur un fauteuil, elle tourne les pages d'un livre, qu'elle tient au demeurant à l'envers, et n'a rien fait. Il lui demande pourquoi elle n'a pas dressé la table. Elle lui répond qu'elle ne pouvait pas car il n'y a pas le nécessaire. Son mari ouvre le buffet dans lequel se trouve la vaisselle et d'autres objets, et redemande en désignant le buffet et son contenu, « tout est là, tu peux mettre la table s'il te plaît ». Mme Roy sourit, prend un vase et un saladier, les pose sur la table et joviale dit à son mari « mission accomplie mon ami ! ».

Mme Roy ne sait plus ce que signifie dresser la table, n'est plus capable de distinguer dans le placard la vaisselle nécessaire des autres objets qui s'y trouvent.

Les symptômes de la perte de mémoire

Les pertes de mémoire se caractérisent par un certain nombre de signes, qui vont générer des comportements spécifiques des patients tels que déambulation, impulsion, persévération[11]. Les signes principaux sont les suivants.

- les apraxies sont des incapacités à exécuter les gestes appris et intégrés tels que écrire, se laver, s'habiller, cuisiner…
- les aphasies correspondent aux troubles du langage pouvant aller jusqu'à la perte des mots, se traduisant par un ralentissement du débit verbal, la recherche de mots, l'emploi d'un substitutif, le « jargonnage »…
- les agnosies sont des difficultés à reconnaître un objet, un lieu, une image et à les nommer. Les agnosies sont d'abord visuelles. Les capacités sensorielles tactiles et auditives restent longtemps préservées, le toucher de l'objet ou le son produit par l'objet permettront sa reconnaissance et donc éventuellement son usage ;
- les altérations de la pensée se traduisent par l'incapacité à conceptualiser et à anticiper. C'est ce qui génère chez la personne un sentiment d'insécurité, la peur du monde qui les entoure ; ce dernier leur semble étrange et menaçant ;

11 Se référer au volume 17 de la collection les « Essentiels en IFSI », sous la direction de Carole Siebert et Katy Le Neurès, *Processus dégénératifs et défaillances organiques*, Elsevier-Masson (à paraître).

- les altérations du jugement correspondent à l'incapacité à comprendre le rationnel, à décider, à se comporter de manière adaptée aux circonstances, au temps et à l'environnement.

L'animation

Le Petit Robert définit l'animation comme l'action d'animer, de donner la vie. Animation vient du latin *anima*, qui se traduit par âme et d'*animus* qui signifie « l'esprit, le souffle de vie ». Au sens général du terme, l'animation est « un ensemble de moyens et méthodes mis en œuvre pour faire participer activement les membres d'une collectivité à la vie de groupe. » « Animer, c'est donner vie, prendre soin de... », c'est-à-dire insuffler de la chaleur, de l'entrain dans une action, dans une expression, dans un comportement afin de rendre plus vif, d'intéresser, d'inspirer quelqu'un et de l'intégrer dans le groupe.

L'animation prend en compte des besoins spécifiques de la personne, besoin qu'il convient d'identifier afin que l'activité réponde à ses intérêts et ses capacités, et soit compatible avec son état de santé. Dans le cadre de sa fonction, l'infirmier est à même d'identifier et de proposer le type d'animation qui répond aux attentes et aux capacités de la personne. Ces activités sont inscrites dans le projet de vie, cependant, dans la réalité professionnelle, les animations sont assurées par du personnel spécialisé.

Les buts de l'animation

Les ateliers d'animation proposés dans les institutions sont aussi un moyen de découvrir la personne résidente, en long séjour, en soins de suite et de réadaptation, sous un autre angle que celui de la maladie et/ou de la dépendance.

Au niveau collectif, l'animation est un moyen de favoriser et/ou de renforcer le lien social, aussi bien entre les participants, qu'entre les participants et l'animateur. Il s'agit de donner une âme, un sens et un intérêt à la vie en collectivité. Cela peut se faire en créant un climat, une dynamique au sein de l'établissement visant à améliorer la qualité de vie des personnes et faciliter l'adaptation à la vie communautaire.

Au niveau individuel, le but de l'animation est de proposer à la personne des activités répondant à ses besoins et ses capacités. Ainsi les activités proposées peuvent mobiliser les émotions, c'est le cas des activités ludiques, créatrices, de bien-être, à médiation, ou stimuler les fonctionnements sensoriels et cognitifs, et maintenir l'autonomie le plus longtemps possible.

Lors des ateliers, l'objectif à atteindre n'est pas la réalisation d'une production mais plutôt l'obtention d'un état de plénitude. Contraindre la personne à venir équivaudrait à l'agresser. L'incitation à la production pourrait engendrer également un sentiment d'échec qui serait vécu comme une deuxième agression. Concrètement, l'animateur doit répondre au désir de participation, stimuler les sens et éviter les sensations désagréables.

> Dans le cadre d'un atelier cuisine, il est plus intéressant que les personnes soient attirées par les odeurs liées à la confection de gâteaux, ce qui leur donnera envie d'y participer sans qu'on les y ait forcées.
>
> Si une personne s'approche du plan de travail et y saisit un ustensile, lui laisser la place mais rester vigilant à la manière dont elle l'utilise afin d'être présent en cas de difficultés ou de danger.

Quelques activités[12]

Atelier jeux de table : le jeu de Dames • OBJECTIFS DE L'ACTIVITÉ Jeu de stratégie par excellence, jeu d'attention, de logique et de concentration. • BÉNÉFICES – Ressentir du plaisir au jeu – Favoriser la préservation de la mémoire et le maintien des relations sociales	**Atelier cuisine** • OBJECTIFS DE L'ACTIVITÉ – Donner un plaisir gustatif et olfactif ajouté à celui de la réalisation. – Maintenir la souplesse des doigts sans y penser et valoriser les gestes automatisés pour ceux qui ont eu l'habitude de faire la cuisine. • BÉNÉFICES Maintenir le lien social en proposant de faire goûter la réalisation à tous les autres, même aux non-participants
Atelier créatif : la peinture • OBJECTIFS DE L'ACTIVITÉ – Faciliter l'expression des personnes désorientées – Lutter contre l'isolement – Développer le plaisir de réalisation – Aider au maintien des acquis • BÉNÉFICES Assurer et maintenir un lien social, donner cours aux émotions Développer les échanges culturels	**Atelier créatif : la poterie** • OBJECTIFS DE L'ACTIVITÉ – Faciliter l'expression des personnes désorientées – Lutter contre l'isolement – Plaisir de la manipulation et de la réalisation • BÉNÉFICES Assurer et maintenir un lien social, donner cours aux émotions
Atelier culture physique • OBJECTIFS DE L'ACTIVITÉ – Préserver les capacités physiques de la personne – Maintenir une harmonie psychologique avec le corps – Procurer de la détente • BÉNÉFICES – Préserver la santé physique et psychologique de la personne – Assurer l'équilibre et l'autonomie de la personne	**Atelier lecture** • OBJECTIFS DE L'ACTIVITÉ – Développer les échanges à caractère culturels et la sociabilité dans le groupe – Stimuler l'attention, la réflexion, la mémorisation – Se distraire, rire, se détendre • BÉNÉFICES Maintenir le goût de la culture, rechercher les échanges entre personnes, ouvrir un débat, une discussion, faire exprimer aux personnes leurs impressions

12 http://accesausavoir.livrel.eu/ebooks/011_entraide/html-n/ch05.html#d0e796

AGIR

Mlle Jeanne Korowa, 26 ans, est juge d'instruction, elle a été hospitalisée pour une appendicite aiguë. Elle est à J1 post opératoire d'une appendicectomie par cœlioscopie. Elle est déjà réveillée à 7 h quand vous entrez dans sa chambre. Vous observez et relevez les éléments suivants :

Elle porte sa tenue de bloc opératoire, c'est-à-dire une chemise ouverte à l'arrière, retenue par un lacet noué autour du cou.

Elle est perfusée sur le bras droit, les tubulures sont entortillées autour du pied à perfusion

Elle a du désordre sur sa table de nuit, son lit et sur son adaptable car ses effets personnels y sont posés (trousse de toilette, trousse de maquillage, un téléphone portable, un ordinateur portable, des livres, un attaché-case, une serviette de toilette, un sac à main).

Elle vous salue et s'excuse en souriant de ce désordre, mais elle ne pouvait pas dormir depuis cinq heures et en a profité pour travailler un peu. C'est dans ses habitudes de se lever tôt pour régler ses dossiers. Elle vous informe rapidement qu'elle souhaite :

- pouvoir enfiler son pyjama car elle n'apprécie pas sa tenue hospitalière;
- se lever pour se rendre aux toilettes;
- avoir un bol de thé si possible et manger car elle a faim;
- voudrait une autre couverture car elle a eu froid cette nuit.

Elle dit avoir un peu mal, mais s'est installée de façon à limiter la douleur. Il existe par ailleurs un protocole antalgique dans le service.

1 IDENTIFIER LES DONNÉES SIGNIFICATIVES

Quelles données relève-t-on ?	Pourquoi sont-elles significatives ?
Mlle Jeanne Korowa 26 ans, juge d'instruction	Précise la situation sociale. L'âge est un élément important par rapport aux problèmes de santé.
Appendicite aiguë	Motif d'hospitalisation et diagnostic médical justifiant la prise en charge
J1 post op sous cœlioscopie	Ces éléments précisent le mode opératoire et le temps écoulé depuis l'intervention, ce qui permet de cibler la prise en charge du jour
Elle voudrait pouvoir enfiler son pyjama	Ces données indiquent la façon dont elle est vêtue et le ressenti de la personne sur sa tenue

Quelles données relève-t-on ?	Pourquoi sont-elles significatives ?
Elle est perfusée au bras droit	L'ensemble de ces données précise les souhaits et les attentes de la personne. Ces informations reflètent les habitudes de la patiente.
Elle dit avoir un peu mal	
Elle souhaite se lever et se rendre aux toilettes	
Elle aimerait avoir un bol de thé si possible.	
Elle voudrait une autre couverture	

2 COMPRENDRE ET ÉVALUER LA SITUATION

Que faut-il comprendre ?	Évaluation
Connaître le patronyme de la personne est nécessaire pour établir une relation de soin personnalisée et s'inscrit dans le cadre légal de la prise en charge. SAVOIRS FONDAMENTAUX cycles de la vie, législation, psychologie, sociologie	
L'âge est indicateur de l'état de santé présumé pour une personne. A cet âge, il n'y a apparemment pas de problème de santé, c'est l'âge adulte, la personne mène une activité professionnelle et est supposée être autonome. SAVOIRS FONDAMENTAUX cycles de la vie, démarche clinique	L'âge est en faveur de l'absence de complications
L'appendicite est une infection qui doit être rapidement prise en charge chirurgicalement pour éviter la péritonite. La raison d'hospitalisation oriente le soignant sur les soins et les surveillances à mettre en œuvre. SAVOIRS FONDAMENTAUX processus infectieux et inflammatoire, démarche clinique	Contexte d'hospitalisation en urgence Prise en charge chirurgicale assurée
La durée d'hospitalisation est courte et la connaissance du jour post-opératoire, oriente les soins et cible les surveillances qui découlent des risques.	Suites opératoires devant être simples

3 Mobilisation, sommeil, activités occupationnelles

Que faut-il comprendre ?	Évaluation
La personne a été opérée la veille et ne s'est donc pas encore levée depuis l'anesthésie. Outre les actions prescrites découlant des suites opératoires, le confort de la personne doit être recherché. L'infirmier doit rapidement repérer les risques et mettre en place les actions appropriées. L'infirmier identifie deux risques prioritaires : – un risque de malaise pouvant survenir lors du 1er lever post anesthésie, – un risque de douleur scapulaire et/ou dyspnée induit par la cœlioscopie (l'intervention requiert l'insufflation d'air dans le péritoine, ce qui peut comprimer le diaphragme) SAVOIRS FONDAMENTAUX thérapeutiques et contribution au diagnostic médical, démarche clinique, soins de confort et de bien-être	Suites opératoires devant être simples
La demande est précise, la personne fait part de ses attentes, le soignant peut prévoir les actions nécessaires pour répondre aux demandes. SAVOIRS FONDAMENTAUX thérapeutiques et contribution au diagnostic médical, démarche clinique, soins de confort et de bien-être	Expression des besoins physiologiques par la bénéficiaire : boire, manger, s'habiller, éliminer, se mouvoir, se laver...
La perfusion est le moyen de diffuser dans l'organisme des thérapeutiques dont l'action est plus rapide que par voie orale, par exemple, les antalgiques. Le matériel peut parfois être une gêne à la mobilisation et au confort du patient, le soignant prend en considération les habitudes de vie et les besoins de la personne pour limiter ses restrictions. SAVOIRS FONDAMENTAUX thérapeutiques et contribution au diagnostic médical, démarche clinique, soins de confort et de bien-être	Voie veineuse périphérique fonctionnelle Gène pour la réponse aux besoins

Que faut-il comprendre ?	Évaluation
La douleur scapulaire post opératoire liée à la cœlioscopie doit être soulagée. Elle survient en post-opératoire, un traitement adapté permet à la patiente d'être confortable. Il s'agit donc de se référer au protocole ou à la prescription existants. SAVOIRS FONDAMENTAUX processus traumatique (douleur), démarche clinique, soins de confort et de bien-être	Douleur modérée lié à l'intervention et à la cœlioscopie
Le premier lever est réalisé au plus tôt en post opératoire pour réduire le risque de phlébite Cependant le 1er lever après une anesthésie générale est soumis à des précautions strictes à respecter. L'envie d'uriner indique une bonne reprise de la fonction d'élimination urinaire post opératoire (parfois l'AG peut provoquer des troubles passagers). SAVOIRS FONDAMENTAUX thérapeutiques et contribution au diagnostic médical, démarche clinique, soins de confort et de bien-être	Prévoir les actions préventives des risques post-opératoires
Le soignant a entendu les besoins de la patiente, en fonction des capacités de la personne il prévoit l'organisation des soins pour y répondre en toute sécurité. La reprise de l'alimentation est progressive selon un apport alimentaire conforme à la prescription ou au protocole de soins en vigueur. SAVOIRS FONDAMENTAUX démarche clinique, soins de confort et de bien-être	Actions de confort à prévoir

Synthèse de l'évaluation : Mme Korowa est à J1 post-opératoire d'une cœlioscopie pour appendicectomie. Les suites opératoires sont simples, les risques mis en évidence sont la douleur et le risque thromboembolique. Le confort de Mme Korowa est à assurer.

3 METTRE EN ŒUVRE LES ACTIONS

Quelles actions met-on en œuvre ?	Pourquoi ?
Évaluer la douleur	La douleur doit être soulagée
Administrer le traitement selon le protocole de soins	
Donner les conseils à la patiente SAVOIRS FONDAMENTAUX thérapeutiques et contribution au diagnostic médical, démarche clinique	Les conseils donnés peuvent limiter la douleur lors de la mobilisation et lors des efforts pour réaliser ses activités quotidiennes.
Prévenir et dépister le risque thromboembolique : contrôle des mollets (souplesse, ballotement, absence des signes de l'inflammation), recherche de douleur à la dorsiflexion du pied, prise du pouls et de la température (recherche d'une dissociation)	Ce risque est lié à la chirurgie viscérale Il s'agit des signes de la phlébite à dépister
Injecter l'HBPM selon prescription	L'HBPM empêche la formation d'un thrombus
Réaliser le 1er lever selon l'évaluation des capacités et de la TA Surélever les membres inférieurs Conseiller des exercices de contraction des mollets	Ces différentes actions favorisent la reprise de circulation veineuse et en limitant la stase, préviennent la formation d'un thombus
Expliquer l'intérêt des surveillances SAVOIRS FONDAMENTAUX thérapeutiques et contribution au diagnostic médical, démarche clinique, soins de confort et de bien-être	La connaissance détermine l'implication de la patiente dans sa prise en charge
Réfection du lit Evaluer les capacités de la personne Assurer les soins de confort adéquats SAVOIRS FONDAMENTAUX démarche clinique, soins de confort et de bien-être	L'infirmier a identifié les ressources de la personne, éliminé les risques Il répond aux besoins exprimés par Mme Korowa
Préciser le régime alimentaire imposé Faire porter une collation (thé) SAVOIRS FONDAMENTAUX thérapeutiques et contribution au diagnostic médical, démarche clinique, soins de confort et de bien-être	Cette intervention nécessite une reprise progressive de l'alimentation et des boissons. Le régime proposé est composé de bouillon, yaourt et compote (BYC) mais l'infirmier répond à sa demande et lui apporte du thé.

4 NOTER ET ANALYSER LES RÉSULTATS OBTENUS

Résultats	Évaluation des résultats de la prise en charge
EVA = 3/10, traitement antalgique administré Mollets souples, Pouls = 88 ; T°36°9 => Absence de signes en faveur d'une phlébite	Absence d'élément en faveur d'une complication thrombo-embolique et douleur soulagée.
Confort de la personne assurée : toilette réalisée seule, installation au fauteuil jambes surélevées, collation apportée, couverture supplémentaire donnée, lit fait La patiente exprime sa satisfaction	Les demandes et les habitudes de la personne sont prises en compte, le soignant a été attentif à son bien-être.

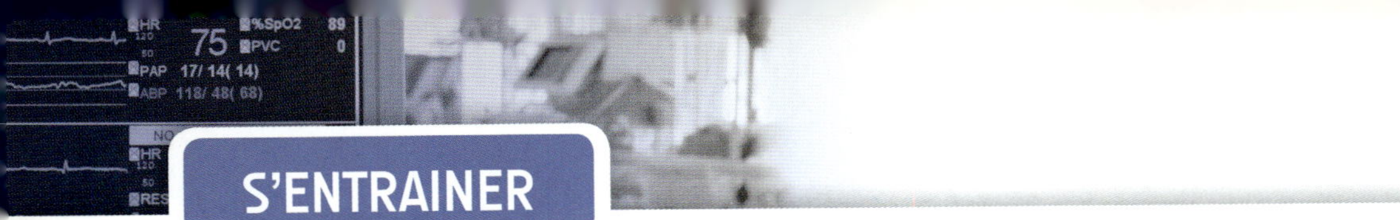

S'ENTRAINER

VÉRIFIER SES CONNAISSANCES

1 QROC (Questions à réponses ouvertes courtes)

1. Nommez les facteurs expliquant la survenue d'une escarre.

2. Citez les mesures de prévention de l'escarre.

3. Énoncez les conditions nécessaires au repos et au sommeil.

4. Définissez et citez ses buts principaux.

CORRIGÉS

VÉRIFIER SES CONNAISSANCES

1 QROC (Questions à réponses ouvertes courtes)

1. Les facteurs explicatifs sont : la pression, la friction, le cisaillement, la macération, la fièvre.

2. La prévention repose sur la levée de la pression par l'utilisation de supports adaptés, la mobilisation régulière de la personne, le maintien de l'hygiène corporelle et l'équilibre nutritif et hydrique.

3. Pour bien dormir, il faut créer les conditions propices à l'endormissement et à un sommeil confortable. Les préconisations portent principalement sur l'environnement, l'installation de la personne et son hygiène de vie :
– l'environnement doit être calme et non anxiogène au moment de l'endormissement avec une température fraîche. La literie est constituée d'un matelas adapté à sa morphologie, des draps propres et frais ;
– l'installation de la personne pour le sommeil nécessite qu'elle soit vêtue de vêtements amples, que la position dans le lit respecte l'alignement ergonomique du corps, la position en décubitus dorsal est recommandée, les oreillers sont suffisamment gonflés, les draps et couvertures recouvrent les épaules, un pli d'aisance évite la flexion plantaire ;
– l'hygiène de vie respecte des horaires réguliers pour se coucher, préconise la pratique d'un exercice physique dans la journée, l'absence de consommation d'excitants avant le coucher et le respect des signes d'endormissement

4. L'animation est un ensemble de moyens et de méthodes mis en œuvre pour faire participer activement les membres d'une collectivité à la vie de groupe. Elle répond à des besoins spécifiques de la personne et est assurée par un personnel spécialisé.
Elle a pour but d'entretenir le lien social et de répondre, par des activités variées, aux besoins de la personne en fonction de ses capacités. Ainsi elle peut viser à mobiliser des émotions, stimuler le fonctionnement sensoriel, les fonctions cognitives... Sa finalité est de maintenir l'autonomie de la personne.

4 Ergonomie

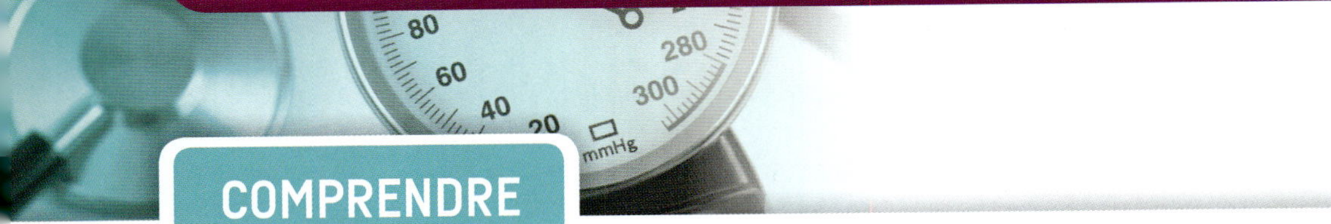

COMPRENDRE

INTRODUCTION

Le terme ergonomie est récent puisqu'il a été créé par la première société d'ergonomie, l'Ergonomics Research Society, fondée par des Britanniques dont les travaux visaient à adapter le travail à l'homme. En France, la société d'ergonomie a aussi travaillé ce domaine, et les travaux menés ont permis d'aboutir à une définition plus précise que la définition générale et commune. Ainsi, l'ergonomie étudie l'activité de travail afin de contribuer à la conception de moyens de travail adaptés aux caractéristiques physiologiques et psychologiques des êtres humains avec des critères de santé et d'efficacité économique. L'ergonomie représente l'ensemble des études et des recherches sur l'organisation méthodique du travail et sur l'aménagement de l'équipement en fonction des possibilités de l'homme. Ces définitions indiquent clairement que l'ergonomie vise à adapter les moyens à l'homme et non l'inverse.

L'ergonomie est un terme d'origine grecque qui est composée du radical *ergon* qui signifie « travail » et du suffixe *nomos* qui signifie « loi ».

On l'aura compris, l'ergonomie, si elle vise à améliorer les conditions de travail par les équipements qu'elle permet d'adapter aux individus, s'inscrit aussi dans une visée d'efficience économique.

De ce fait, l'application des principes d'ergonomie est un moyen de prévention des troubles musculo-squelettiques responsables des principales maladies professionnelles (tous secteurs d'activités professionnelles confondus). Il s'agit d'affections des tissus reliés aux articulations des membres supérieurs et du dos, d'origine multifactorielle, qui se caractérisent par des douleurs induites par une sursollicitation des tendons. Dans le cadre de ce chapitre, la mise en place des principes d'ergonomie vise à faire diminuer le nombre de lombalgies acquises par les soignants lors de la manutention des patients au moment des soins, lombalgies responsables d'environ 5 % des accidents du travail et de 20 % des arrêts de travail.

LES RISQUES

Les soignants sont soumis quotidiennement et de façon répétée au port de charges lourdes qui ont pour conséquences les lombalgies. Parmi les plus fréquentes notons : le lumbago, la sciatique et la hernie discale.

Le lumbago

Le lumbago, plus communément appelé «tour de rein», est une lombalgie d'origine rachidienne causée par la déformation ou par des déchirures microscopiques des muscles ou des ligaments dans le dos. Il survient brutalement lors d'un effort et se traduit par les symptômes que sont la douleur lombaire et l'impotence fonctionnelle :

- douleur lombaire intense survenant de façon brutale à l'occasion d'un effort, ressentie dans la région lombaire, souvent en barre avec sensation de blocage. Elle est majorée lors des mouvements et des efforts, et diminuée lors du ménagement ou du repos ;
- lumbago s'accompagnant d'une impotence fonctionnelle majeure, avec une irradiation possible de la douleur vers les fesses, les cuisses, les genoux.

Le lumbago peut être aigu et durer moins d'un mois, mais il peut aussi être chronique et durer plus de trois mois. Il peut être accompagné de radiculalgies ou sciatique.

La sciatique

La sciatique ou lombosciatique est une douleur qui suit le territoire du nerf sciatique atteint au niveau de la colonne vertébrale (rachis lombaire) ou à sa proximité immédiate.

Les douleurs sont typiquement intermittentes, unilatérales, irradiantes du rachis lombaire jusque dans les orteils, parfois majorées lors des efforts de toux ou à la défécation, calmées par le repos en position allongée ou debout. Elles peuvent être déclenchées par la position assise (notamment en voiture).

Elles sont parfois accompagnées de symptômes tels que des fourmillements (paresthésies) localisés dans la jambe ou dans les orteils, une allodynie[1] ou une perte de la sensibilité d'une partie de la jambe.

À noter que le lumbago peut s'accompagner d'une sciatique.

La hernie discale

Une hernie discale est une saillie du disque intervertébral dans le canal rachidien et qui correspond à l'expulsion en arrière de son noyau gélatineux, le nucleus pulposus.

Cette hernie se produit surtout au niveau des dernières vertèbres lombaires, en raison des fortes pressions qu'elles doivent subir, à l'occasion d'un mouvement de force ou d'un traumatisme, pouvant entraîner une compression des racines du nerf sciatique.

Pour éviter la survenue de ces risques, des mesures préventives efficaces doivent être appliquées notamment par les soignants. Ces mesures, peu nombreuses, consistent en l'application des principes d'ergonomie développés dans le paragraphe ci-dessous. Elles doivent être complétées par un apprentissage pratique qui permet, d'une part, une application de ces principes en situation réelle ou simulée et, d'autre part, une intégration des techniques de manutention qui ne seront pas abordées dans le présent ouvrage.

1 L'allodynie est une douleur suscitée par un stimulus qui n'est normalement pas ressenti comme douloureux, mais qui l'est en l'occurrence chez le patient, contrairement à l'hyperalgie qui correspond à une sensation de douleur intense provoquée par un stimulus habituellement douloureux. Le simple geste d'effleurer doucement la peau ou encore de légers stimuli de chaleur ou de froid peut alors être douloureux.

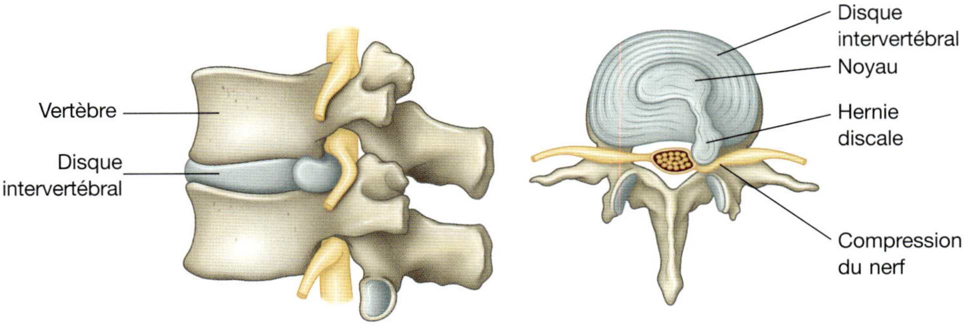

Figure 4.1. Hernie discale

LES PRINCIPES ERGONOMIQUES

Les principes d'ergonomie concernent l'activité de travail du soignant (soins indirects) et l'activité de soins. Cette séparation en deux catégories est dans les faits le plus souvent indissociable et ces éléments ne sont dissociés ici que pour des raisons didactiques afin d'éclairer les mécanismes pour mieux les appréhender.

La tenue vestimentaire adaptée

Elle comprend le port de chaussures et les vêtements de travail.

Les chaussures doivent être fermées, aérées (pour un meilleur confort) et antidérapantes, avec un talon ne devant pas excéder 4 cm pour les femmes ; car au-delà, il existe des risques de déséquilibre et de dorsalgies.

La tenue de travail doit être confortable donc suffisamment ample pour permettre les mouvements, qu'il s'agisse de ceux effectués dans le cadre de l'activité de travail, tels que le rangement du matériel, le nettoyage du chariot de soin... que ceux réalisés lors de la mobilisation d'un patient (techniques de manutention). Un ensemble tunique pantalon est très adapté, parce qu'il favorise les mouvements en général et plus particulièrement ceux des jambes qui sont fréquemment sollicitées.

Les lits à cadre en orthopédie, mais aussi les branchements des fluides sont des situations fréquentes pour lesquelles les IDE apprécient particulièrement les ensembles. En effet, dans les deux cas, l'activité nécessite d'avoir les bras levés, ce qui raccourcit d'autant la hauteur de la blouse. Le port du pantalon favorise l'aisance du mouvement et le respect de la pudeur de la soignante car le corps est en permanence couvert.

Aurélie est une étudiante coquette et soigneuse. Malgré les informations délivrées à l'IFSI, elle porte une tenue ajustée et des chaussures avec un talon d'environ 6 cm. Ce matin, elle aide l'IDE à lever une patiente peu tonique de 70 kg. Au moment du transfert lit-fauteuil, la patiente dont les chaussons ont été juste enfilés glisse. Aurélie et l'IDE qui la soutiennent sous les aisselles se baissent et accompagnent le mouvement de la malade vers le sol avant de pouvoir se redresser. Au même moment un craquement sinistre se fait entendre, le pantalon d'Aurélie vient de craquer... il n'était pas suffisamment ample et n'a pas résisté à la tension exercée !

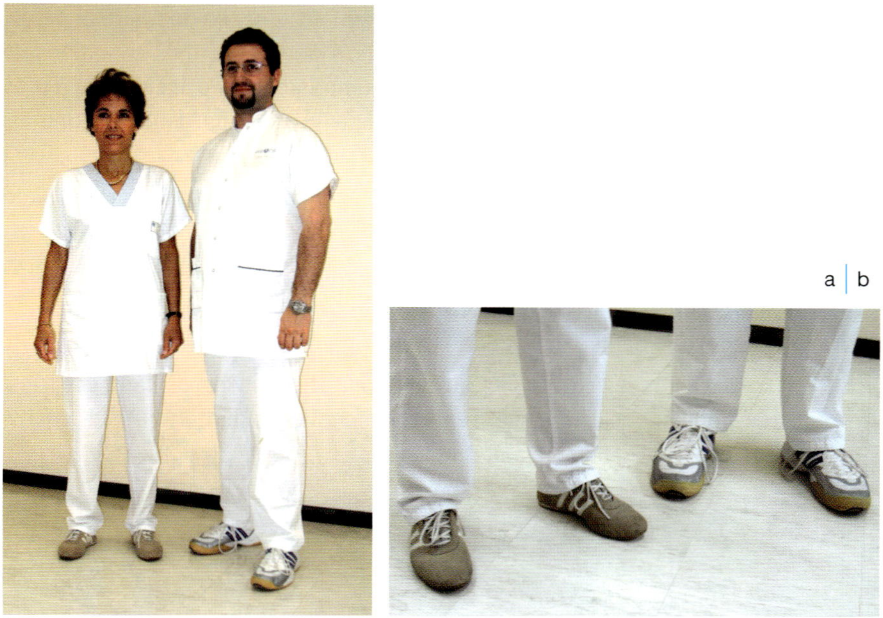

Figure 4.2. Tenue de travail

La réflexion avant l'action

Réfléchir avant d'agir est un impératif qui ne souffre aucune exception quelle que soit l'activité de travail ou de soins. En effet, méconnaître le patient, le lieu, la situation de soin ou de travail, peut s'avérer dangereux.

Le métier de soignant amène à travailler le plus souvent debout et à piétiner. Il est donc important que l'IDE, lorsqu'elle est dans le poste de soins, s'assure que l'activité qu'elle réalise ne puisse pas être effectuée en position assise. En effet, un certain nombre de tâches ne nécessitent pas d'être debout : répondre au téléphone, prendre des rendez-vous, préparer ou vérifier un dossier... Dans le cas contraire, elle doit veiller à appliquer les principes d'ergonomie.

Durant la phase préparatoire d'une activité ou d'un soin, elle doit anticiper et grouper les soins qui peuvent l'être pour un même patient (mesure de l'ensemble des constantes, distribution des médicaments, contrôle de la perfusion), pour un même secteur (durant une même période prendre en charge les patients du secteur propre, puis du secteur septique). De la même manière, elle réunit l'ensemble du matériel nécessaire pour éviter les déplacements inutiles (matériel pour la mesure des constantes, matériel à pansement s'il est prévu la réfection du pansement).

Lors de la dispensation des soins, la première étape consiste à aménager l'espace de travail pour réaliser les soins. Cette anticipation juste avant le démarrage du soin participe à de bonnes conditions d'installation et évite que soignant et soigné ne se retrouvent dans des situations difficiles.

De la même façon lorsque l'IDE doit mobiliser le patient, elle doit anticiper ce soin et évaluer le niveau d'assistance à fournir. Cela implique qu'elle évalue la situation et donc identifie les ressources (physiques, psychologiques...) du patient et de la structure (aides humaine et technique) afin de savoir si elle doit aménager l'environnement..., si elle doit faire appel à une tierce personne ou à une aide technique pour sa réalisation dans de bonnes conditions d'installation. L'évaluation de la situation aboutit à l'identification du niveau d'assistance à prévoir, à proposer à la personne. Il peut s'agir d'une supervision, d'une aide partielle ou d'une assistance totale :

- la supervision : la personne fournit l'effort, utilise l'équipement dont elle a éventuellement besoin, et le soignant l'encadre, lui apporte les conseils facilitants ;
- l'aide partielle : la personne et le soignant se répartissent les efforts, l'équipement adéquat est utilisé, la communication entre les deux protagonistes visent à assurer la coordination des actions afin d'agir ensemble et non en opposition ;
- l'assistance totale, le client ne fournit pas ou peu d'effort, c'est le soignant qui l'assure. L'équipement est très utilisé pour compenser l'effort, la communication précise les enchaînements des étapes lors de la réalisation du geste.

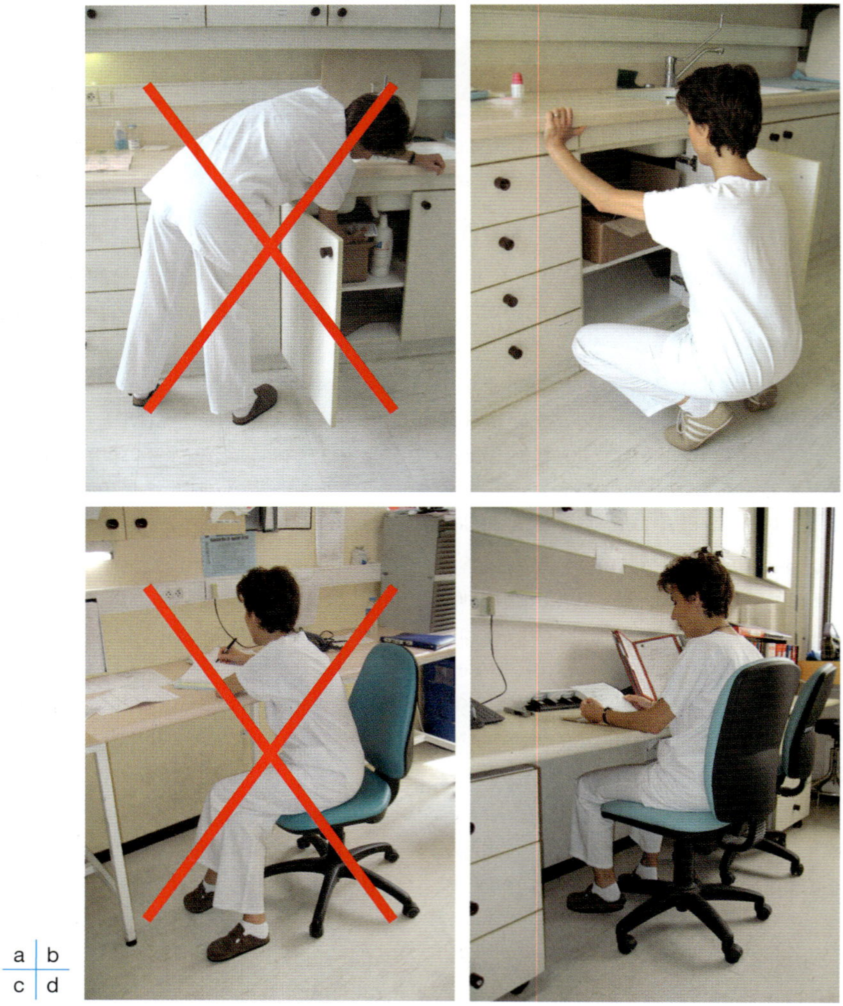

Figure 4.3. Réfléchir avant d'agir

Alors qu'elle s'occupe d'un patient, Coralie, étudiante infirmière de 1re année, est interpellée par le voisin de chambre qui souhaite se lever pour s'installer dans son fauteuil. Coralie, l'y a déjà vu hier et lui répond qu'elle va l'aider. Elle commence la mobilisation, aide le patient à s'asseoir au bord du lit, et le fait pivoter.

Elle continue et s'aperçoit alors que le patient est debout au bord du lit, qu'il ne tient pas sur ses jambes, qu'elle ne sait pas le faire pivoter debout et que le fauteuil est trop éloigné. Cette situation aurait pu être évitée si Coralie avait anticipé son activité.

Une anticipation de l'action lui aurait permis d'analyser la situation, c'est-à-dire de vérifier si le patient pouvait être levé, s'il en était capable et si l'aide d'un autre soignant était nécessaire. En effet, s'assurer de l'absence de contre-indication au lever, de la « solidité » du patient à se maintenir debout sont des préalables à tout lever.

L'anticipation lui aurait aussi permis de voir que le fauteuil était mal positionné, qu'il était trop loin et qu'il n'était pas dans l'axe. La mobilisation seule d'un patient est un acte qui peut très vite s'avérer dangereux pour les deux partenaires, car il nécessite anticipation et savoir-faire pour maintenir le patient, le faire pivoter et l'aider à s'asseoir.

L'organisation de l'activité et des tâches

Les tâches et les activités sont nombreuses au sein des structures et une multitude de personnes y participent, aussi est-il indispensable d'organiser les activités de chacun afin d'assurer la continuité des soins et de dispenser des soins de qualité. L'organisation doit clairement identifier qui fait quoi et à quel moment. L'organisation des soins prend en compte le rythme de travail des membres de l'équipe et l'organisation du travail au sein de l'unité et de l'établissement. Elle consiste à répartir pour un même soignant, les soins planifiés dans le projet de soins de chaque patient dont il a la charge, sur sa période d'activité et pour son secteur. Ainsi dans une organisation sectorisée, centrée sur la personne soignée, les outils utilisables sont le dossier de soins et la réalisation d'une « planification collective ».

Il faut donc bien différentier ce qui relève de la planification des soins et ce qui relève de la programmation des soins. La planification est l'opération qui dans la démarche de soins consiste à fixer les objectifs de soins et les délais pour les atteindre, à programmer les actes de soins infirmiers sur un support et à organiser leur mise en œuvre ainsi que leur évaluation. La programmation est l'action qui, après la planification des soins, consiste à les répartir dans le temps et à attribuer la réalisation aux différents membres de l'équipe en regard des compétences de chacun.

Cette programmation s'effectue sur un support lisible par l'ensemble des membres de l'équipe. C'est un outil d'organisation collective des soins sur un temps donné. Dans le langage professionnel, cet outil est appelé planification journalière. Cette programmation permet de visualiser l'ensemble des soins pour chaque patient, d'organiser la répartition des soins sur une période donnée, d'identifier les professionnels réalisant les soins et de repérer la collaboration pluridisciplinaire. L'ensemble est traduit dans des supports qui doivent être clairs et précis. De lecture aisée, cette programmation (où sont inscrites de nombreuses informations), visible et accessible à tous les soignants (dans le respect de la confidentialité professionnelle), contribue à alléger leur charge mentale puisqu'il n'est pas nécessaire qu'ils mobilisent leur mémoire constamment. Parmi les informations inscrites sur les supports, notons :

- le nom du patient ;
- un horaire de soin ;

- un type de soin, (et non le relevé de la prescription) : toilette au lit, premier lever, mise au fauteuil, traitement anti-inflammatoire, aide au repas, évaluation de la douleur, mesure de la pression artérielle ;
- le soignant qui réalise le soin.

L'infirmier, informé des rendez-vous du patient, coordonne et programme les soins en fonction de la situation et de l'environnement du patient (ménage fait avant un pansement stérile, repas servi au moment de l'injection d'insuline…).

Monsieur A **J2-80 ans** **poids habituel 90,** **Prescripteur Dr** **-Du au / /2008, 12:18:46**

-chambre N°

À noter

Prévention d'escarres selon protocole infirmier

Ablation du KT jug droit ++, mise en culture du precedent

Novorapid IVSE : Objectif Dextro 0,8–1,4 gr. Si HGT > 2,2 g/l débuter à 4 UI/H. Si HGT > 1,4 g/l débuter à 2 UI/H.

Alterner des Decubitus dorsal et DLD et DLGhe/3hrs
Novorapid SC/6h : D>1.9 : 5 UI, D>2.2 : 8 UI, D>2.6 : 12 ui, D>2.9 : 15 UI, D>3 : 18 UI, D<0.8 prévenir, faire glycosurie si D>2,5

no

SGN poche

Ventilation

VI Sonde d'intubation
Evita II
Mode : V BiPAP
Constantes/3h
Pression ballonet et position de sonde/12h
PEP : 12, AI : 13, Pinsp : 25, Fi02 50%,

Modifications

	13	14	15	16	17	18	19	20	21	22	23	24	1	2	3	4	5	6	7	8	9	10	11	12
Pouls TA FR Sp02/2h																								
Diurèse Température Glycémie Cap. EVA/4h																								
Poids/24h																								
Oliclinomel N7-1 500 ml/1 800 KCal sans électrolyte 2 000 ml																								
Decan 2																								
MgSO4 amp 2																								
Cernevit 1																								
NaCl 9‰ 500 qsp voiml																								
Tazocilline Iv En 1H 4g g/8h																								
Fluconazole 400 mg/200 ml pas au livret mg/24h																								
Vitamine K1 Iv en 30 min 10 mg à 12h																								
Lovenox Sc 40 mg à 21h																								
Inipomp 40IV 1 voir mopral Amp/24h																								
Noradrénaline Ivse sur KTC 48 mg/48 ml v2 en continu (0,4 mcg)																								
Midazolam Ivse 100 mg/50 ml v4 en continu																								
Fentanyl IVSE ui 48 ui/48 ml																								
Examens ce jour : à 14h, 18Hr, 22 hr GDS																								
Examen demain : Bilan simple CPK, LDH RP au lit ECG																								

a

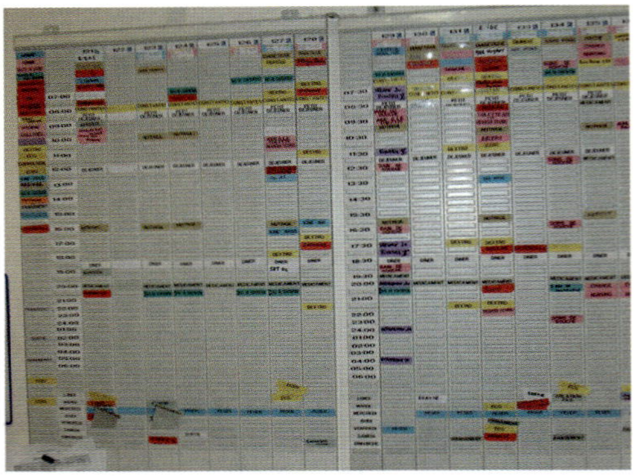

b

Figure 4.4. Exemples de planification
a. Planification informatisée à partir de la prescription journalière, accessible avec un code personnel à l'infirmier
b. Planification murale, support fixe dans le poste de soins

De la même façon, lorsqu'un soin doit être effectué, il doit être anticipé, il doit être organisé. Pour y parvenir le soignant doit s'interroger.

- De quelle activité s'agit-il ? Est-ce un déplacement, un soin au lit du patient, un soin à préparer au poste de soin ?…

- Quel est l'équipement nécessaire ? Quel est le matériel le plus approprié à l'état de la personne, est-il disponible, ajusté ou ajustable, à proximité ?...
- Quel est le temps disponible et à quel moment doit-il être effectué ? Pour satisfaire à la réalisation du soin, combien de temps faut-il et de combien est-il possible de disposer, quel est le moment le plus propice ?
- Qui est le bénéficiaire ? Quelle est sa corpulence, quelle sont ses capacités, sa motivation, son potentiel de collaboration ?...
- Quel est l'environnement ? L'espace est-il suffisant, existe-t-il des obstacles sur le trajet, l'environnement est-il adapté à la situation du patient, l'éclairage est-il suffisant ?...
- Quelle est la stratégie la plus sécuritaire pour faire participer le patient, pour utiliser ses capacités, mobiliser ses ressources, respecter le niveau d'assistance requis, éviter les efforts, les gestes et les pas inutiles, décider où se positionner, comment soutenir le patient ?...
- Quelles explications fournir au patient et/ou au collègue ?

Puis vient le temps de la préparation, le chariot de soin est préparé, le matériel est regroupé. S'agissant d'un soin d'hygiène, on doit retrouver le nécessaire au lavage : gant de toilette, savon, bassine... le linge pour la réfection du lit... L'ensemble est positionné selon les principes suivants : matériel propre sur l'étage supérieur, matériel sale après le soin sur le niveau le plus bas.

Lorsqu'un soin est réalisé par deux soignants, la coordination des deux personnes est indispensable pour la sécurité de tous. Lors de la mobilisation d'un patient, un des deux soignants doit assurer le commandement et donner les consignes au patient et à son collègue, afin que l'action soit parfaitement coordonnée.

> Lors d'un transfert brancard-lit il est impératif que le mouvement des deux personnes qui l'assurent soit synchrone, l'un d'eux prendra le commandement et donnera l'ordre du soulèvement : à trois soulevez... puis posez.

L'aménagement de l'espace de travail

Il concerne le poste de soins et les zones de travail (au lit du malade, dans une salle de bain...). Dans le poste de soin, les mobiliers de rangement doivent être aménagés afin de limiter les mauvaises postures des soignants. Les objets lourds et/ou volumineux sont stockés en bas, les objets de taille et de poids moyens sont stockés à mi-hauteur, quant aux petits matériels, ils sont entreposés sur les étagères supérieures. Un escabeau est laissé à proximité pour y accéder facilement et sans mauvaise posture. De la même façon, le plan de travail doit être plus large que les meubles glissés dessous afin que le personnel puisse positionner correctement ses pieds et maintenir une posture ergonomique, c'est-à-dire suffisamment proche du plan de travail. Une partie restera libre de rangement afin de travailler assis pour limiter la station debout lorsque cela est possible. Le plan de travail doit être suffisamment long et large pour laisser un espace suffisant aux soignants lors des soins indirects.

Lors de la dispensation des soins, l'aménagement de l'espace de travail est indispensable. Il doit tenir compte du patient, de sa situation, du soin et du contexte tel que l'installation en chambre seule ou à deux lits. Il vise à faciliter l'action des soignants qui doivent disposer d'un espace suffisant pour réaliser la mobilisation du patient ou la dispensation d'un soin. Il consiste principalement à enlever ou à déplacer momentanément des éléments de mobilier qui constituent des obstacles afin de libérer le passage du chariot de soins, mais aussi à positionner différemment des dispositifs médicaux qui peuvent entraver l'action ou être dangereux.

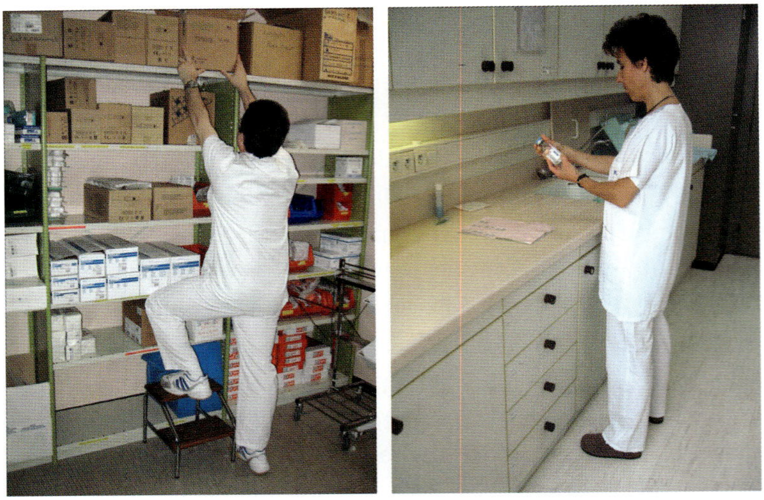

a | b

Figure 4.5. Aménagement de l'espace de travail. Exemples

Lors du lever d'un patient, il peut être nécessaire de modifier l'installation du mobilier : déplacer l'adaptable, rapprocher le fauteuil, retirer une chaise... s'assurer du « suivi » des appareillages. Il peut être nécessaire de fixer la poche à urine ou la poche de recueil de drainage qui peut gêner la personne lors de la mobilisation, changer l'emplacement du pied à perfusion et passer la poche de perfusion au-dessus du lit.

La prise en compte du patient

Elle est primordiale. Tout soin et toute mobilisation doivent se faire dans le respect de la personne en veillant à ne pas susciter l'apparition ou la majoration de crainte et de douleur. Le patient doit toujours être informé de ce qui va être entrepris, des explications doivent lui être données afin qu'il comprenne ce qui va se passer et que cela ne suscite pas de gestes réflexes qui freinent l'intervention des soignants. Lorsque son état le permet, le patient peut participer. Le solliciter et lui donner des consignes est indispensable, elles permettent de le faire participer, de le rendre acteur et de soulager le poids porté par les soignants. Les consignes devront être simples et clairement énoncées. Le soignant doit s'assurer de leur compréhension par le patient.

Penser que les termes employés couramment par les soignants ne correspondent pas nécessairement à la même chose pour les patients.

Lors du rehaussement d'une patiente dans son lit, son aide est précieuse, encore faut-il qu'elle soit guidée pour qu'elle soit efficace. Après explication, exemple de consigne donnée par l'IDE à Mme Z. : « ...à trois regardez votre nombril, poussez fort sur vos talons, soulevez le bassin... un, deux, trois », au même moment, les deux soignants soulèvent la patiente qui pousse sur les talons en regardant son nombril et en soulevant son bassin. Une seule manœuvre aura suffi et la poussée produite par la patiente a soulagé d'autant les soignants.

La vision globale de la situation de travail

En conclusion, dans une approche globale de la situation de travail l'organisation prend en considération plusieurs éléments et notamment le nombre de personnes disponibles, la tâche à réaliser, l'environnement et le contexte de la situation, l'équipement utilisable, le temps requis ou celui dont le soignant dispose pour réaliser le soin.

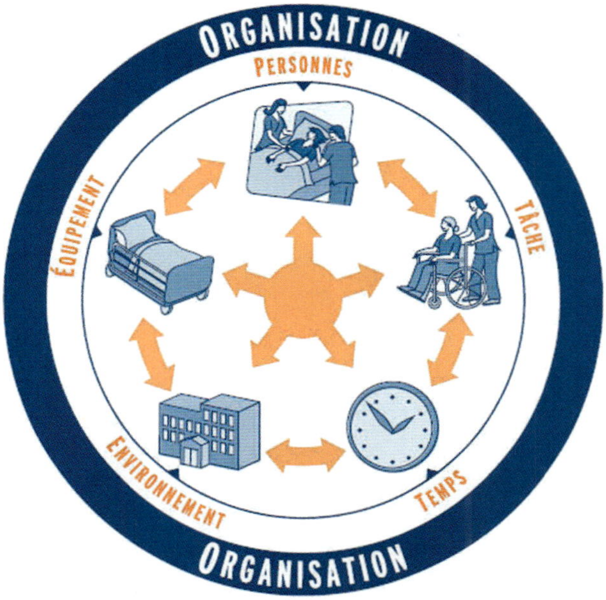

Figure 4.6. Organisation de la situation de travail

Source : www.asstsas.qc.ca

LES RÈGLES POSTURALES

Les règles posturales développées ci-dessous ne sont pas spécifiques au métier de soignant. Elles peuvent et doivent être appliquées dans la vie de tous les jours afin de prévenir les lombalgies. Elles concernent l'activité du soignant lors des soins directs et indirects. Là encore, la séparation en deux catégories, activité de travail et de soins, est dans les faits le plus souvent indissociable et ces éléments ne sont dissociés ici que pour des raisons didactiques.

La position d'équilibre

Elle est atteinte lorsque le corps n'est pas en déséquilibre, lorsqu'il ne risque pas de tomber. La position d'équilibre, qui dépend du positionnement des pieds, est obtenue lorsqu'ils ont un écartement égal à la largeur du bassin et forment ainsi le polygone de sustentation. Dans ce cas, la verticale du centre de gravité se trouve dans ce polygone et maintient l'équilibre du corps.

Un pied décalé vers l'avant, en fente, permet de résister à un déséquilibre du corps vers l'avant, l'arrière ou le côté. Cette règle est particulièrement importante lors du port de charges lourdes ou volumineuses, tel un carton à déplacer, mais aussi lors de certains soins : réfection d'un lit, mobilisation des patients.

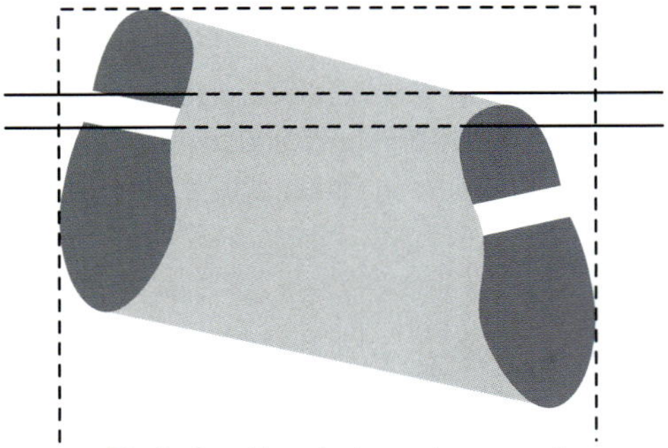
a. Pieds écartés, pied gauche avancé = bon équilibre

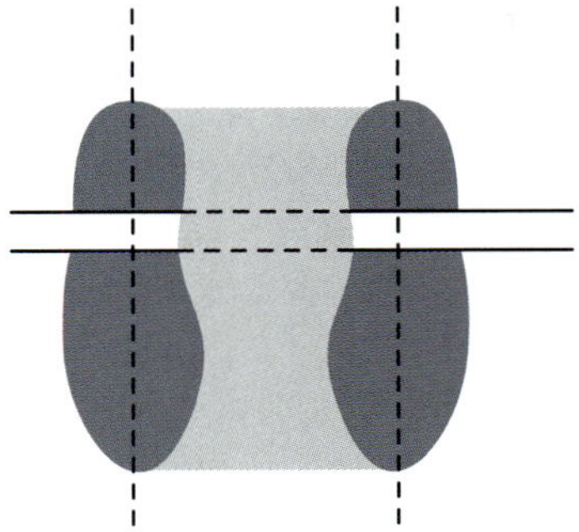
b. Pieds trop serrés, le polygone a une faible surface = manque d'équilibre

Figure 4.7. Polygone de sustentation

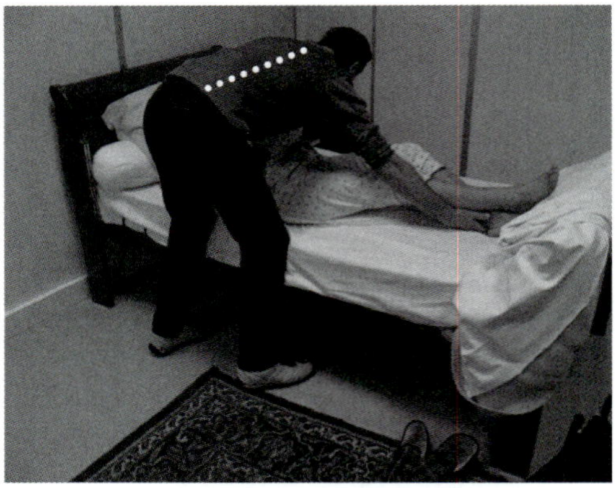

Figure 4.8. Exemple de positionnement correct lors d'une mobilisation

La rectitude du dos et la rétroversion du bassin

Le dos doit être droit et sans torsion. Ce maintien, assuré par les muscles lombaires et abdominaux, est indispensable pour éviter tout risque de pincement. Quel que soit le mouvement ou la posture, il est indispensable de verrouiller la région lombaire pour bien protéger le dos. Cette position est maintenue par la contraction des muscles abdominaux et le fléchissement des jambes.

La rétroversion (ou bascule) du bassin consiste en une bascule du bassin en arrière par la contraction des muscles fessiers et abdominaux. Elle évite l'hyperlordose lombaire et donc la survenue de lombalgies.

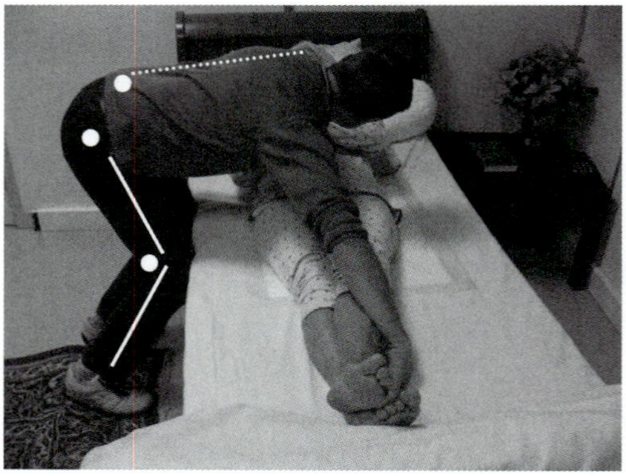

Figure 4.9. Rétroversion du bassin

Le rapprochement de la charge à déplacer

C'est un principe de base qui évite de produire des efforts inconsidérés, notamment au niveau des disques lombaires dont l'atteinte est à l'origine de la plupart des lombalgies. Il consiste à positionner la charge au plus près du corps.

Angle d'inclinaison	Poids du corps (kg) penché en avant	Pression sur le disque (kg/m²)	Poids du corps + 30 kg de charge	Pression sur le disque (kg/m²)
0 degré	50	3	80	5
30° légèrement penché	150	10	250	15
90° complètement penché	300	20	500	33

Tableau 4.I. Contraintes appliquées au disque vertébral

Lorsqu'un soignant doit porter du matériel, il doit le positionner au plus près du corps, tout en respectant les principes d'hygiène (penser que la plupart du matériel peut être déplacé sur des chariots).

Lors du soulèvement d'une personne ou de toute autre mobilisation, il est nécessaire de travailler au corps à corps, le plus près possible de l'axe central de gravité. Il ne faut pas craindre le contact physique qui doit permettre au soignant une prise solide afin d'être à la fois efficace et rassurante pour le patient et d'autre part faciliter la manutention et éviter les accidents.

Le fléchissement des membres inférieurs

La mise en œuvre des muscles des cuisses qui sont les parties les plus puissantes de notre corps accroît l'aisance des mouvements et évite de charger inutilement les vertèbres lombaires. Les pivots (les charnières) sont assurés par les hanches et les genoux qui doivent se plier à la place du dos, qui lui doit toujours rester droit (position universelle de sécurité). Ce mouvement est le plus souvent associé à la rectitude du dos.

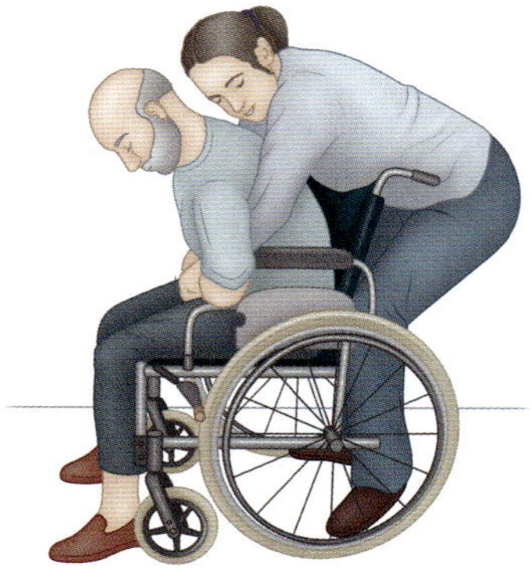

Figure 4.10. Rapprochement de la charge/du patient à déplacer/mobiliser

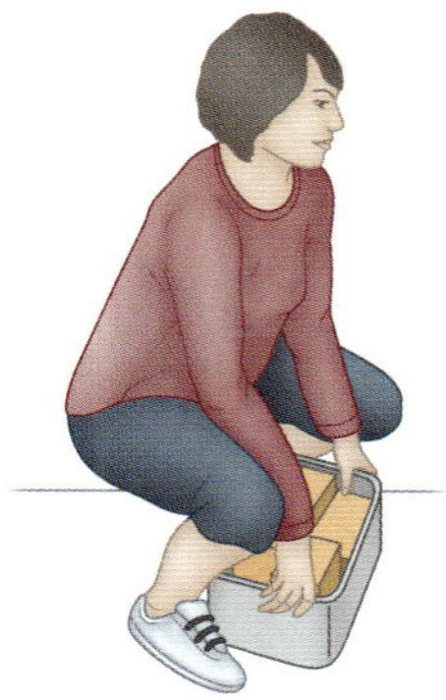

Figure 4.11. Fléchissement des membres inférieurs

LE MATÉRIEL

L'utilisation des différents types d'équipement et de matériel apporte confort, sécurité et amélioration dans les conditions de travail. En effet, les équipements sont adaptés aux manutentions les plus fréquentes dans les structures de soins prenant en charge des personnes dépendantes et répondent aux exigences du milieu hospitalier en matière d'hygiène et de conformité. C'est ainsi que l'on dispose d'un matériel courant et d'un matériel plus spécifique.

Le matériel courant est composé principalement par les lits, les brancards, les fauteuils et les chariots :

- les lits électriques à hauteur variable favorisent des positions de travail ergonomiques et assurent le maintien de certaines positions pour le patient. Ces lits sont équipés de barrières amovibles, qui, en plus d'assurer la sécurité du patient qui risque de chuter, constituent un moyen pour assurer des prises solides pouvant aider au mouvement, au transfert ou autres déplacements du patient ;
- les brancards, comme les lits, sont à hauteur variable et facilitent les transferts du fait de leur grande maniabilité ;
- les fauteuils avec dossier haut sont réglables, parfois inclinables avec repose – pieds et accoudoirs escamotables, ils facilitent les manœuvres et les mouvements du patient ;
- les chariots de soins présentent un plan de travail supérieur pour assurer la préparation des soins, des plans inférieurs pour transporter aisément du matériel ;

Le matériel plus spécifique comprend le chariot à douche, le Rollbord® et les lève-malades :

- le chariot à douche est le moyen de mobiliser le patient le moins possible et pourtant de lui donner une douche ou un bain ;
- le Rollbord® est une plaque de transfert pour effectuer des passages de lit à lit, de lit à brancard... à partir du moment où les deux surfaces sont placées à la même hauteur ;
- le lève-malade et/ou le pèse-malade est d'utilisation aisée. Il évite les efforts induits par le port de charges lourdes. Ainsi, les transferts peuvent être effectués d'un lit au fauteuil, par exemple, en soulevant le patient dans un hamac, et en le reposant doucement dans le fauteuil, par une simple manœuvre électrique. Ils limitent l'intervention des soignants.

Une étudiante doit réaliser un pédiluve au fauteuil. Après avoir préparé son matériel sur un chariot, elle prend le pédiluve vide et va le remplir à la salle de bain. Puis elle le porte rempli d'eau sur plusieurs mètres jusqu'à la chambre du patient. Elle est pliée en deux, et éclabousse le couloir. Un observateur averti constate que dans le service, il existe plusieurs chariots disponibles. Si elle avait anticipé son action et si elle s'était interrogée sur la meilleure façon de procéder pour ménager son corps, l'étudiante aurait utilisé le chariot lors du remplissage et du transport du bain de pied jusqu'à la chambre du patient. Ainsi, elle aurait réalisé ses gestes en toute sécurité et avec un plus grand confort.

L'étudiante n'a pas identifié les aides matérielles à sa disposition pour soulager son dos.

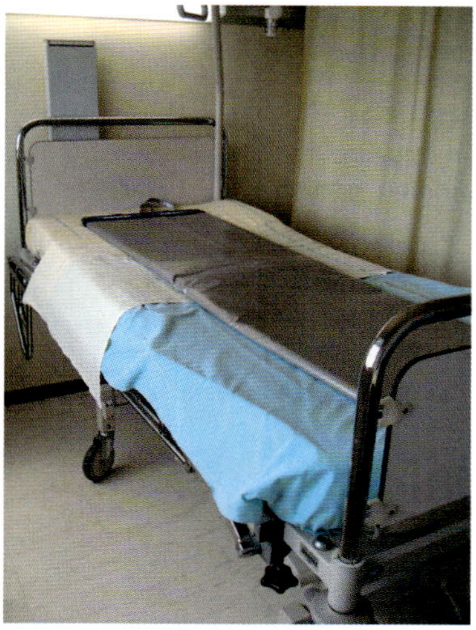

Figure 4.12. Rollbord®

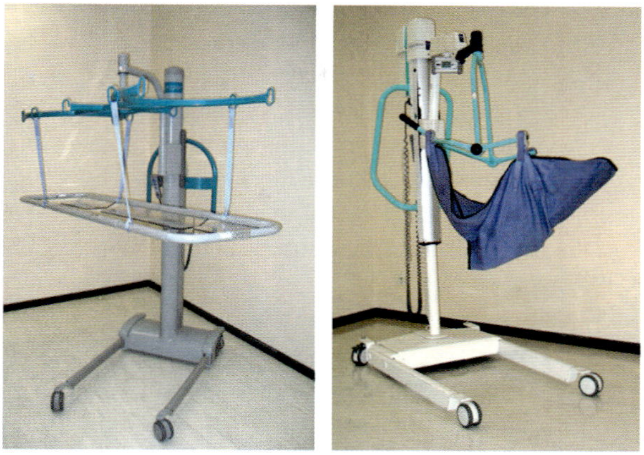

Figure 4.13. Lève-malades

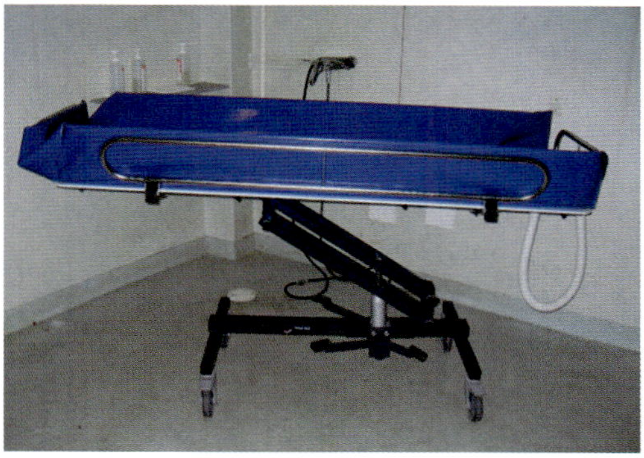

Figure 4.14. Chariot douche

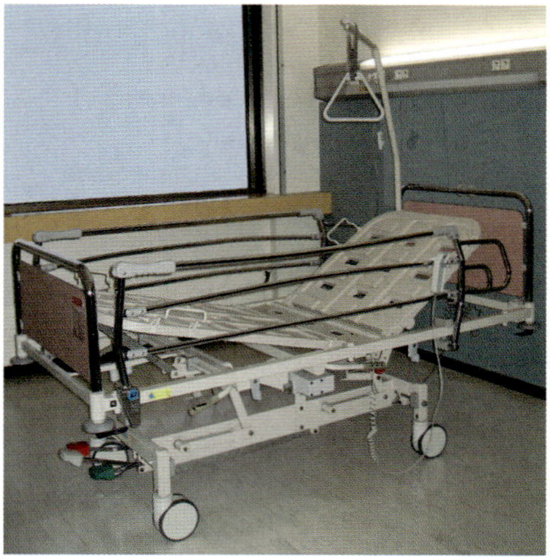

Figure 4.15. Lit hospitalier

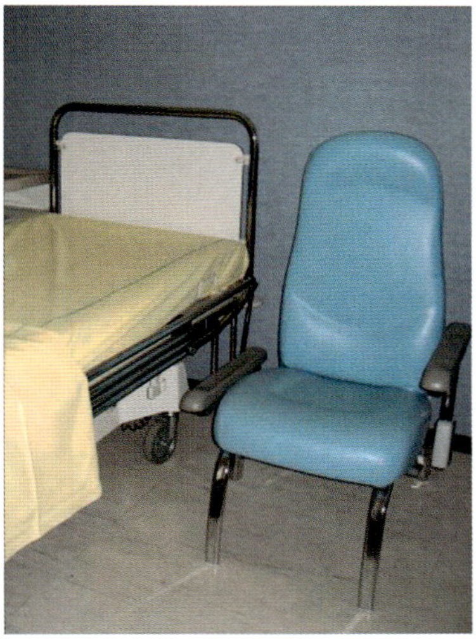

Figure 4.16. Fauteuil

Savoir-faire

Les principes ergonomiques

- Avoir une tenue vestimentaire adaptée :
  – chaussures plates (talon < 4 cm), fermées, antidérapantes, aérées
  – tunique, pantalons suffisamment amples
- Organiser l'activité de travail :
  – identifier qui fait quoi, et à quel moment
  – repartir la charge de travail entre soignants
  – repartir les soins sur l'amplitude de travail
  – réajuster si nécessaire la planification journalière ainsi obtenue
- Réfléchir avant d'agir :
  – réunir le matériel nécessaire
  – regrouper les soins
  – identifier le besoin d'une tierce personne ou d'un matériel spécifique
- Aménager l'espace de travail :
  – déplacer table et chaise
  – réorganiser de façon temporaire l'environnement
- Prendre en compte le patient :
  – informer le patient de la démarche
  – énoncer clairement la coopération attendue
  – proposer l'aide adaptée à sa situation

Les règles posturales

❶ Former le « polygone de sustentation » avec les pieds
❷ Maintenir la rectitude du dos
❸ Assurer la rétroversion du bassin
❹ Rapprocher la charge à déplacer
❺ Fléchir les membres inférieurs
6. Choisir le matériel adapté au niveau d'aide à fournir

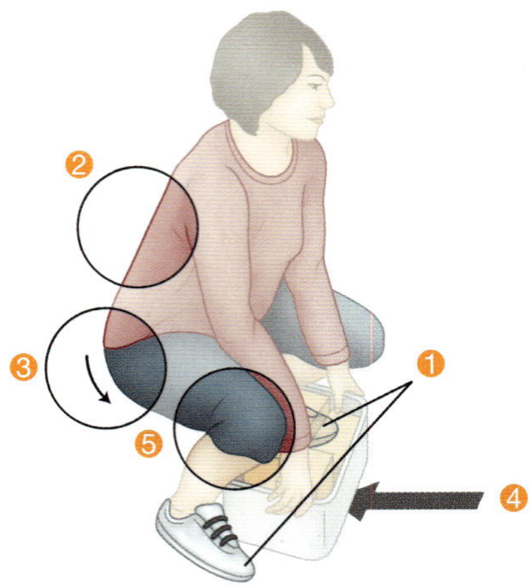

Figure 4.17. Composantes d'une bonne position

SITUATION PROFESSIONNELLE

Kévin, étudiant infirmier doit prendre en charge un patient M. X. pour la première fois, suite à la demande de l'infirmier. Ce dernier lui a indiqué qu'il devait le lever et l'aider à faire sa toilette au lavabo. L'étudiant se rend immédiatement dans la chambre du patient pour le rencontrer et envisager le soin avec lui. C'est à ce moment-là que M. X demande à l'étudiant de l'aider à le lever car il veut aller aux toilettes, il dit avoir un besoin impérieux d'uriner. L'étudiant répond favorablement à la demande. Il se positionne devant le lit et aide M. X. à descendre du lit. À peine les pieds au sol, Kévin constate que le patient ne tient pas suffisamment sur ses jambes, qu'il s'accroche fortement à lui et le déséquilibre. Le fauteuil qui est à proximité n'est pas suffisamment proche pour asseoir le patient... Kévin se contorsionne, réussit à maintenir le patient, à saisir la sonnette, il sonne...

Quelques minutes plus tard, l'aide-soignante les trouve tous les deux près du lit, le patient cramponné à Kévin qui est penché en avant. Son visage est crispé, une douleur lombaire l'empêche de faire tout mouvement.

Suite à la consultation médicale, un arrêt de travail de quatre jours a été prescrit, ainsi que des antalgiques.

Analyse de la situation, proposition d'actions adéquates et justification

L'étudiant se rend immédiatement dans la chambre du patient pour rencontrer M. X et envisager le soin avec lui. Cette action est louable mais auparavant il aurait dû demander des informations complémentaires à l'infirmier. Il aurait dû chercher à savoir si ce patient se levait seul, avec ou sans aide, pourquoi il avait besoin d'une aide à la toilette, etc. Par ailleurs, l'organisation du soin requiert de consulter le dossier de soin où de nombreuses informations sont déjà consignées. Cela permet d'avoir des données fiables et de ne pas reposer les mêmes questions au patient, ce qui peut lui donner le sentiment d'une prise en charge insuffisante. Cela permet de repérer la manière dont le soin a été effectué par les autres soignants, le type de suppléance dont le patient a besoin, le matériel à utiliser....

L'étudiant répond favorablement à la demande du patient. Il n'anticipe pas ce qu'il va faire. Là encore, vouloir répondre instantanément au besoin du patient est louable mais inadapté. En effet, il est probable que l'envie impérieuse d'uriner ait motivé la réponse tout aussi « impérieuse » de la part de l'étudiant. Cependant, il aurait été important qu'il s'assure auprès du patient de sa capacité à se lever et à tenir debout : « comment faites-vous les autres fois, avez-vous besoin d'aide pour marcher ? » La consultation du dossier de soins lui aurait certainement permis d'obtenir cette information (diagramme de soin).

Il n'anticipe pas ce qu'il va faire, ni comment il va procéder. Il ne pense pas le soin, il ne réfléchit pas avant d'agir.

Le fauteuil qui est à proximité n'est pas suffisamment proche pour asseoir le patient. Kévin n'a pas pensé à organiser l'environnement pour assurer un soin sécurisé. Ne connaissant pas les capacités du patient, il aurait pu, par cette action sur l'environnement, anticiper un risque de la mobilisation, la chute. Là encore, Kévin n'a pas suffisamment réfléchi avant d'agir. Un patient qui nécessite une aide pour réaliser sa toilette présente des incapacités. Ne les ayant pas identifiées, il doit réajuster et éviter de compromettre la sécurité du patient. Penser au fauteuil est donc un bon réflexe, mais ne l'ayant pas rapproché, le fauteuil est inutilisable et la position du patient périlleuse.

Kévin se contorsionne, réussit à maintenir le patient, à saisir la sonnette, il sonne...Kévin ne maîtrise pas les techniques de manutention, il est en mauvaise posture, il prend conscience à ce moment-là, un peu tardivement, qu'il ne va pas parvenir à maintenir le patient en bonne position et que le risque de chute est majeur. Pour l'éviter, il fait des mouvements sans appliquer les principes ergonomiques. Malgré cette situation insatisfaisante et dangereuse, Kévin a un bon réflexe : sonner et ainsi alerter pour qu'un autre soignant vienne à la rescousse.

Kévin est penché en avant, son visage est crispé, une douleur lombaire l'empêche de faire tout mouvement. Kévin a probablement fait un faux mouvement qui peut être à l'origine d'un lumbago. L'absence d'application des principes ergonomiques est à l'origine de l'accident du travail dont il est victime. Au total, l'étudiant n'a pas anticipé la situation depuis le début. Il n'a pas réfléchi avant d'agir, il est directement passé à l'action.

Une fois dans la chambre, l'attitude est la même, il n'agit pas avant de réfléchir, il n'évalue pas la situation et les ressources physiques du patient, il n'anticipe pas la façon dont il va procéder.

Ce soin se solde par un problème de santé pour l'étudiant et un arrêt de travail qui aurait pu être évité par l'application des principes d'ergonomie. Le patient, quant à lui, n'a pas eu de problème mais le risque de chute va probablement entraîner une peur lors des prochaines mobilisations.

La situation démontre le manque d'efficience et l'absence de qualité du soin.

S'ENTRAINER

VÉRIFIER SES CONNAISSANCES

1 QROC (Questions à réponses ouvertes courtes)

1. Définissez l'ergonomie.

2. Présentez les principes de base à appliquer.

3. Citez les règles posturales à adopter.

CORRIGÉS

VÉRIFIER SES CONNAISSANCES

1 QROC (Questions à réponses ouvertes courtes)

1. L'ergonomie est l'étude de l'activité de travail afin de contribuer à la conception de moyens de travail adaptés aux caractéristiques physiologiques et psychologiques des êtres humains avec des critères de santé et d'efficacité. L'ergonomie est donc l'ensemble des moyens pour adapter le travail à l'homme.

2. Les principes de l'ergonomie reposent sur une méthode simple d'anticipation et d'organisation du travail : porter une tenue professionnelle adaptée à son activité ; réfléchir avant d'agir ce qui implique de connaître le patient, le lieu de la tâche, la situation de soin ou de travail, le soin à effectuer ; organiser l'activité pour agir avec fiabilité et alléger sa charge mentale (planification journalière de l'activité sur la journée de travail) ; aménager l'espace de travail ; prendre en compte le patient.

3. La position d'équilibre obtenue par le respect du polygone de sustentation, la rectitude du dos, la rétroversion du bassin, le rapprochement de la charge à déplacer, le fléchissement des membres inférieurs, le choix d'un matériel adapté à l'assistance à fournir.

5 Bonnes pratiques et sécurité dans les soins

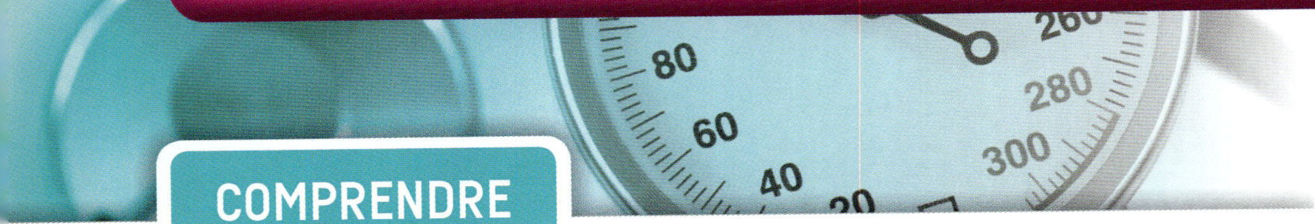

COMPRENDRE

INTRODUCTION

Avant de pouvoir traiter des bonnes pratiques dans les soins, il est nécessaire de tenter de définir les concepts de bonnes pratiques, de recommandation professionnelle et de sécurité.

BONNES PRATIQUES ET RECOMMANDATIONS PROFESSIONNELLES

Bonnes pratiques

Définition

Il n'existe pas de définition précise du groupe de mots « bonnes pratiques », peut-être parce qu'il semble trop évident. Cependant, tenter de le définir serait important pour s'assurer que les professionnels s'en font une représentation la plus exacte possible, à défaut d'un concept clairement établi, représentation qui devra s'approcher au plus près de ce qui est attendu dans le domaine de l'exercice professionnel, de la certification et de l'évaluation des pratiques professionnelles.

But

Le but des bonnes pratiques est l'atteinte du résultat attendu au moindre coût en mobilisant les ressources disponibles. Ceci appelle un complément d'explication, puisque l'atteinte d'un résultat implique que la pratique dont il s'agit existe et soit accessible. Cette définition très générale est applicable à tous les secteurs d'activité. Il convient donc de la préciser notamment pour ce qui concerne le domaine sanitaire ou social.

Il est de bonne pratique que l'accessibilité à une structure de soins corresponde aux besoins en santé de la personne.

Ainsi, une femme enceinte doit pouvoir accéder à une maternité du niveau correspondant à son état (il existe trois niveaux de maternité, selon l'état de santé des parturientes et des risques prévisibles lors de la gestation et de la naissance pour le bébé).

…

...

Une personne qui nécessite une prise en charge en soins de suite et de réadaptation pour des soins de rééducation doit pouvoir bénéficier d'une prise en charge en service de soins de suite et de rééducation.

Lors d'un retour d'hospitalisation, il est de bonne pratique que le médecin du service : informe en cours d'hospitalisation le médecin traitant ou le médecin coordonnateur des soins de l'évolution de l'état de santé du malade; prépare avec le médecin traitant ou le médecin coordonnateur sa sortie en tenant compte des possibilités du retour à domicile, notamment en fin de semaine (infirmière, service de soins à domicile pour personnes âgées, auxiliaire de vie sociale), ou en EHPAD. Il est de bonne pratique, pour permettre et faciliter le retour à domicile ou en EHPAD du sujet âgé, que la structure sanitaire établisse et transmette tous les documents permettant la continuité de la prise en charge (fiche de liaison soignante, ordonnances...).

Caractéristiques

Une bonne pratique dans le domaine de la santé est donc une pratique qui est disponible et accessible pour l'usager. Dans ce chapitre, ces deux éléments seront donc posés comme un postulat de départ, puisqu'il s'agira ici de développer les bonnes pratiques dans le cadre de la réalisation des soins de confort et de bien-être.

Les recommandations de bonnes pratiques constituent un outil de dialogue, de responsabilité et de diffusion de l'innovation.

Les caractéristiques d'une bonne pratique sont issues des éléments logiques déduits des normes de qualité élaborées par la DGOS (antérieurement la DHOS), des guides de bonne pratique lorsqu'ils existent, du référentiel de compétences infirmières et plus particulièrement des critères d'évaluation et des indicateurs spécifiques à chacune des compétences. D'autre part, les systèmes de recommandations et leurs composantes, rencontrés dans la pratique infirmière, notamment dans les protocoles, les fiches techniques et les modes opératoires écrits et réalisés au sein des établissements constituent aussi des guides de bonnes pratiques.

Ces éléments sont élaborés par des infirmiers et des personnels qualifiés, ils sont communément admis dans la pratique professionnelle par les soignants eux-mêmes. Ainsi, l'adaptation à la situation et au contexte, la sécurité, le confort, l'hygiène et/ou l'asepsie, la pudeur... constituent les caractéristiques principales des bonnes pratiques relatives aux soins d'hygiène et de confort. Leur présence concourt à l'efficacité du soin qui correspond à l'atteinte du résultat attendu dans une situation donnée.

Dans le contexte sanitaire, un certain nombre de bonnes pratiques ont abouti à l'élaboration de recommandations professionnelles. Ces dernières sont élaborées par la HAS ou des sociétés savantes.

Recommandations professionnelles

Selon la HAS, les recommandations professionnelles se justifient par l'évolution rapide des connaissances médicales et par leur nombre croissant. Afin d'assurer une large diffusion des nouveaux savoirs, des synthèses doivent être régulièrement réalisées et diffusées à l'ensemble des professionnels pour une application rapide auprès des patients. Par extension les recommandations professionnelles concernent aussi les paramédicaux et les professionnels du secteur sanitaire et social.

Définition

« Les recommandations professionnelles ou recommandations de bonnes pratiques sont définies comme des propositions développées selon une méthode explicite pour aider le professionnel de santé et le patient à rechercher les soins les plus appropriés dans des circonstances cliniques données. Ces recommandations professionnelles sont établies à partir de preuves scientifiques publiées ou des opinions d'experts[1]. »

Pour leur établissement, il est fait appel à des professionnels de santé relevant du domaine médical ou paramédical. Elles sont élaborées par des sociétés savantes et des associations professionnelles et se traduisent par différents outils que sont les recommandations pour la pratique clinique (RPC), les conférences de consensus et le consensus d'experts.

But

Les recommandations professionnelles, quelles que soient leur forme et leur nature, qu'elles soient élaborées par une organisation telle que la HAS ou par les établissements eux-mêmes, trouvent leur légitimité dans la volonté d'améliorer la qualité des soins et la sécurité. En effet, l'amélioration de la qualité passe le plus souvent par un travail sur les éléments constitutifs de la sécurité et, inversement, la sécurité correspond le plus souvent à un élément caractéristique de la qualité.

La Direction générale de la santé a élaboré le guide de prévention des infections liées aux soins réalisés en dehors des établissements de santé en 2006. Une des recommandations est relative à l'hygiène des mains, recommandations qui visent à améliorer la qualité des soins en diminuant les risques infectieux.

L'OMS a édité, dans le cadre de la sécurité des patients, un document : *Hygiène des mains : pourquoi, comment et quand?*

Stratégie de mise en place

Quelles que soient les recommandations, ces dernières doivent être adaptées au contexte local. Pour cela, l'élaboration d'une stratégie de mise en place est nécessaire pour permettre l'appropriation des mesures de prévention, et ce quel que soit leur lieu de mise en œuvre (établissements de santé, établissements d'hébergement pour personnes âgées dépendantes, domicile). Cette stratégie passe le plus souvent par la création d'un groupe de travail au sein de la structure. La démarche suivie vise à :

- mesurer l'état des pratiques et à en apprécier les variations ;
- élaborer, de manière multiprofessionnelle, un protocole en adaptant les recommandations au contexte local : caractéristiques des patients, disponibilité des ressources et des équipements, transcription des informations et continuité des soins. Le protocole doit être validé (pertinence, faisabilité, application), diffusé et accompagné ;
- instaurer une dynamique de changement en impliquant les professionnels concernés ;
- planifier dans le temps l'amélioration de la prise en charge des patients à risque en prévoyant des évaluations de pratiques et des actions d'amélioration.

1 Manuel de certification, HAS, 2007.

Exemple de recommandations consécutives à une conférence de consensus

Comme indiqué précédemment, les « recommandations » s'appuient sur des sources diverses et variées, parmi elles, notons les conférences de consensus. Ainsi, celle relative à la prévention et au traitement des escarres de l'adulte et du sujet âgé pose les principes à suivre dans la pratique professionnelle. S'agissant des soins d'hygiène et de confort, nous ne retiendrons que les recommandations relatives aux mesures générales de prévention et nous n'aborderons pas ce qui concerne les soins et traitements des escarres qui ne relèvent pas de la compétence 3.

La prévention est primordiale pour réduire l'incidence des escarres. Elle est l'objet de rédaction de recommandations aux États-Unis depuis 1992 (AHCPR, 1992) et plus récemment en Europe (EPUAP, 1999, RCN/NICE, 2001).

Les mesures générales

La mise en place des mesures générales de prévention commence dès l'identification des facteurs de risque et concerne l'ensemble des professionnels en contact avec le patient. Les mesures de prévention s'appliquent à tout patient dont l'état cutané est intact mais estimé à risque (stade 0 de la classification de Garches) et visent à éviter la survenue de nouvelles escarres chez les patients qui en ont déjà développé.

Identifier les facteurs de risque

Identifier les patients à risque est un aspect essentiel de la prévention des escarres. Pour cela, l'évaluation des facteurs de risque est à réaliser lors de l'admission du patient dans l'institution ou lors de sa prise en charge à domicile. Elle est à renouveler à chaque changement de l'état du patient.

L'identification des facteurs de risque s'effectue au moyen d'un jugement clinique associé à l'utilisation d'une échelle validée d'identification des facteurs de risque. Pour le jugement clinique, l'utilisation du guide pratique *Diagnostics infirmiers et interventions* (Doenges Lefebvre, Moorhouse, 1996) précise les éléments cliniques à analyser.

État d'affaiblissement général
Réduction de la mobilité
Troubles de la sensibilité
Modifications de la peau et de la masse musculaire associées à l'âge
Mauvais état nutritionnel
Présence de maladie chronique
Incontinence
Problèmes de soins personnels
Traitement médicamenteux

Tableau 5.I. Principales données à analyser dans le jugement clinique

Les soignants doivent être entraînés à la reconnaissance des facteurs de risque et formés à l'utilisation d'une échelle d'identification du risque. Cette évaluation permet de mettre en place un plan de soins infirmiers adapté et d'assurer une continuité des soins de prévention par la transmission d'informations écrites. Elle renseigne le médecin pour le déclenchement d'actions de prévention pluridisciplinaires.

■ Diminuer la pression

La pression est le facteur le plus important dans le développement des escarres. Il faut éviter les appuis prolongés par différentes méthodes :

- la mise au fauteuil, la verticalisation et la reprise de la marche sont préconisées aussi précocement que possible surtout pour les personnes âgées ;
- il est recommandé d'effectuer des changements de position toutes les 2 ou 3 heures en tenant compte du patient (âge et pathologie), de ses besoins et de ses habitudes. La planification des changements de position et la transcription de leur réalisation dans le dossier du patient permettent d'assurer la continuité des soins ;
- l'alternance entre la position assise au fauteuil ou couchée est recommandée. Pour les patients à haut risque, le rythme de cette alternance doit être inférieur à 2 heures. La mobilité active du patient est sollicitée en fonction de sa gestuelle spontanée (utilisation de la potence) ou acquise par le patient en rééducation (retournement, auto-soulèvement du siège : soulagement de la pression au niveau des ischions, etc.) ;
- différentes postures peuvent être utilisées pour réduire la pression au niveau des zones à risque.

Aucune position n'est idéale, néanmoins certains principes doivent être appliqués :

- au lit, pour alterner avec le décubitus dorsal, il est recommandé d'utiliser le décubitus latéral oblique à 30° par rapport au plan du lit en substitution au décubitus latéral à 90° qui est à interdire à cause du risque d'escarre trochantérienne. Pour certains patients, la position semi-assise, dossier à 30°, peut être utilisée car elle réduit la pression ischiatique mais nécessite l'élévation des membres inférieurs pour éviter le glissement du patient provoquant des cisaillements de la peau. Ces installations peuvent être complétées par l'utilisation d'accessoires de positionnement adaptés (oreillers, mousses) assurant systématiquement la mise en décharge des talons. Ces accessoires doivent éviter de créer une surpression au niveau du tendon d'Achille et des mollets. L'utilisation des poches remplies d'eau sous le talon est déconseillée ;
- au fauteuil, tout comme au lit, il faut également, pour modifier la répartition du poids, favoriser les auto-soulèvements quand ils sont possibles, sinon les repositionnements par les soignants pour éviter le phénomène de glissement ;
- les phénomènes de cisaillement et de frottement lors des glissements du patient sont évités par une installation et une manutention adéquate du patient (utilisation de lève-malade ou de drap).

■ Utiliser des supports

L'utilisation de supports (matelas, surmatelas, coussins de siège) adaptés au patient et à son environnement est recommandée. Il est également recommandé d'équiper la table du bloc opératoire d'un support adapté d'aide à la prévention pour les interventions vasculaire, orthopédique ou de longue durée, ainsi que pour les patients identifiés à risque Cette recommandation s'applique aussi en salle de réveil et en postopératoire.

Les mesures de prévention d'escarres spécifiques aux patients artéritiques, diabétiques, amputés, tétra- ou paraplégiques devront être abordées avec l'avis de professionnels spécialisés.

■ Observer l'état cutané

L'observation et la palpation (notamment pour les peaux pigmentées) régulières de l'état cutané permettent d'examiner les zones à risque et de détecter tout signe précoce d'altération cutanée. Cette observation est systématique à chaque changement de position et lors des soins d'hygiène.

Une palpation légère permet de repérer toute survenue d'induration ou de chaleur, en particulier pour les peaux les plus pigmentées.

Le massage et la friction des zones à risque sont interdits puisqu'ils diminuent le débit microcirculatoire moyen et ont un effet traumatisant sur la peau des zones à risque.

Quand cela est possible, il est nécessaire d'éduquer le patient à l'auto-observation de la peau aux différents points de pression et à la palpation à la recherche d'une induration ou chaleur.

■ Maintenir l'hygiène de la peau

La toilette corporelle doit être quotidienne, précautionneuse sur les zones à risque. Les soins d'hygiène sont renouvelés lors des changes des patients incontinents et/ou qui transpirent afin d'éviter la macération et l'irritation cutanée. Les soins spécifiques visant à isoler les selles ou les urines sont à utiliser pour prévenir l'apparition de lésions cutanées (étui pénien, collecteur fécal, change).

■ Assurer l'équilibre nutritionnel

L'évaluation de l'état nutritionnel est réalisée par l'équipe soignante. La mesure de l'état nutritionnel comprend :

- le poids et l'index corporel ;
- la notion de perte de poids récente ;
- l'aspect clinique (atrophie cutanée, musculaire, du tissu graisseux sous-cutané) qui peut être éventuellement mesuré par les mesures anthropométriques (périmètre brachial, pli cutané) ;
- l'évaluation des prises alimentaires par estimation des groupes d'aliments consommés ;
- le dosage de l'albumine comme témoin d'un éventuel hypermétabolisme.

La prise en charge nutritionnelle de l'escarre peut être utile dans certaines circonstances mais a été insuffisamment évaluée. En pratique, il convient :

- chez le malade en carence d'apport alimentaire, d'assurer une reprise progressive des apports protéiques et caloriques ;
- chez le malade en hypermétabolisme d'origine inflammatoire (albumine basse), de maintenir un apport protéique et vitaminique ; seule la suppression de la cause du syndrome d'hypermétabolisme permettra l'amélioration de l'état nutritionnel.

■ Favoriser la participation du patient et de son entourage à la prévention des escarres

Chaque fois que cela est possible, il est recommandé d'informer et de proposer des actions éducatives ciblées en fonction du caractère temporaire ou permanent du risque d'escarre.

■ Assurer la continuité des soins

Une transcription des facteurs de risque, des mesures de prévention mises en œuvre et de l'observation de l'état cutané dans le dossier du patient est utile à la continuité des soins.

[...] À domicile, la stratégie de mise en œuvre des modalités de prévention de l'escarre est identique à celle de l'hôpital et des institutions pour personnes âgées. Elle nécessite une parfaite coordination entre les différents intervenants (y compris des non-soignants et l'entourage). Le plan de soins infirmiers (PSI) précise le rôle et la place de l'infirmière dans la surveillance cutanée du patient et lui permet d'agir dès l'apparition des premiers facteurs de risque d'escarre.

Dans le domaine sanitaire, les recommandations sont nombreuses. Cependant, elles ne sont pas exclusives et le champ des soins infirmiers permettant une prise en charge globale, certains domaines des soins infirmiers s'appuient sur des recommandations élaborées dans le domaine social. Il en est ainsi de celles relatives à la prise en charge des personnes âgées dépendantes. Ces recommandations visent d'une part à guider l'action des professionnels et d'autre part à générer une réflexion pluridisciplinaire pour éclairer les décisions prises. Elles ont été élaborées par la société française de gériatrie et de gérontologie en lien avec le ministère de la Santé et de l'action sociale.

Ce chapitre concernant les soins de bien-être et de confort, les recommandations développées ci-dessous sont relatives à trois grands domaines que sont l'alimentation, l'hygiène corporelle et l'hygiène des locaux.

Exemple de recommandations consécutives à l'élaboration d'un guide de bonnes pratiques

Les recommandations professionnelles développées ci-dessous sont en lien avec les soins de confort et de bien-être dispensés dans les établissements d'hébergement pour personnes âgées dépendantes. Cependant, les préconisations sont tout à fait transférables dans un autre contexte, notamment en secteur hospitalier.

Recommandations relatives à l'alimentation d'une personne âgée

Cette recommandation a pour particularité d'énoncer ce qu'il convient de ne pas faire, et de compléter ce volet par les actions adéquates qu'il convient de mettre en œuvre au niveau des structures.

Généralités

L'alimentation répond à un besoin fondamental, besoin qui présente des composantes biologiques, psychiques, sociales et culturelles. Il s'agit donc d'un besoin qui nécessite de la part du soignant une connaissance précise de chacune de ces composantes afin que la réponse au besoin ne soit pas partielle mais globale et qu'elle intègre les souhaits et les attentes de la personne. La réponse ne peut être unique, puisque chaque situation est singulière, néanmoins les bonnes pratiques doivent être considérées comme étant un outil, une aide pour les soignants afin de mieux appréhender ce soin. L'alimentation est posée comme faisant partie intégrante des soins à apporter aux personnes, soin qui vise à limiter les infections nosocomiales, à maintenir le statut fonctionnel et à réduire le risque de fracture.

Concernant le repas, il est rappelé que :

- le choix des aliments doit être large ;
- la durée nécessaire à la prise du repas doit être respectée, et que celle-ci doit être évaluée ;
- les repas doivent être pris dans un lieu convivial et agréable ;
- les régimes restrictifs sont à bannir ;
- des collations doivent être proposées en cas de diminution de l'appétit.

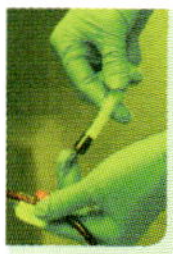

Conduite à tenir

À ne pas faire

Le résident s'alimente seul

- Penser qu'une personne âgée, inactive, se nourrit de peu. Ses besoins nutritionnels sont identiques à ceux de l'adulte à activité équivalente.
- Délaisser une personne qui n'est jamais contente des repas. Ceci traduit un état de mal-être à prendre en considération. Le problème est à rechercher en dehors du contexte du repas (douleur, dépression).
- Manquer de vigilance par rapport à la consommation des repas et à la prise de boissons. Même indépendante, la personne âgée court un risque de dénutrition et de déshydratation.

Le résident a peu d'appétit[2]

- Rester indifférent à une perte d'appétit de plusieurs jours.
- Ne pas laisser le temps de manger.
- Mixer les repas dès que les difficultés de mastication ou de déglutition apparaissent.
- Passer au menu mixé est une décision difficile à prendre par l'équipe de soins car souvent irréversible. Les plats doivent rester identifiables.

Le résident a besoin d'aide pour manger

- Mélanger les différents éléments du plat chaud. Ces mélanges sont peu esthétiques et de goût peu fidèle.
- Se mettre face au résident pour donner à manger. Préférer l'angle de la table (90°) pour libérer le champ visuel, apporter une aide efficace et plus discrète.
- Faire manger plusieurs personnes à la fois « machinalement ». Dans ce cas, dire quelques mots personnalisés pour « reconnecter » la communication.
- Parler avec des collègues pendant qu'une aide est apportée.
- Précipiter le repas.

Actions à mettre en œuvre en cas de démence du résident

- Contrôler régulièrement son poids.
- Le solliciter doucement, avec patience à absorber les aliments.
- Lui laisser la possibilité de :

– mélanger les éléments du repas ;

– manger debout s'il le souhaite ;

– grignoter des aliments mis à sa disposition (biscuits, fruits frais ou secs...). L'essentiel est qu'il mange.

2 La perte d'appétit est un indicateur fiable à noter dans le dossier médical, après l'avoir notifié au médecin.

- Lui permettre de déambuler dans les couloirs.
- Peser le résident chaque mois.
- Veiller à une alimentation variée et appétissante.
- Offrir le choix selon ses préférences.
- Communiquer avec l'équipe de cuisine au sujet des repas/de l'appréciation des plats pour répondre aux attentes.
- Veiller à la présence de 4 produits laitiers par jour.
- Planifier le service des boissons.
- Signaler tout changement de comportement lors du repas : appétit, refus, tristesse, endormissement etc.
- Mieux connaître les goûts de la personne et les aliments qui lui font plaisir.
- Enrichir les repas en priorité avec des aliments de base (œuf, lait concentré, fromage).
- Privilégier les produits laitiers pour pallier une insuffisance de consommation de viande ou de poisson.
- Parler du menu et de ses composantes. Faire appel à la mémoire, à la saison, aux fêtes pour donner « envie ».
- À l'office, un mixeur de bonne qualité permet de réaliser des mousses de fruits, des gaspachos (soupe froide de crudités en été) et de veloutés (melon, pastèque).
- Évaluer les capacités motrices afin de les utiliser au mieux et de les maintenir : cuillère à dessert, assiette à rebord etc. Voir ce qui peut être réalisé ou non : couper, boire, mise en bouche.
- Harmoniser l'aide et rassurer en cas de maladresse.
- Proposer quelques gorgées d'eau pour faciliter la déglutition et pallier un manque de salive.
- Stimuler la personne par la parole et le toucher augmente la prise alimentaire. La chaleur humaine, le sourire et les paroles aident à tolérer la dépendance.
- Laisser le temps d'avaler.

Recommandations relatives à l'hygiène bucco-dentaire

Généralités

L'hygiène bucco-dentaire fait partie intégrante de l'hygiène corporelle, cependant, le constat montre que la majorité des résidents ont une hygiène buccale insuffisante et ont besoin de soins dentaires. En effet, le plus souvent, les résidents présentent un mauvais état parodontal en rapport avec la présence d'une plaque bactérienne et de tartre. Ce constat est en lien avec la perte d'autonomie, puisque 2/3 des résidents ont besoin des soignants pour réaliser les soins d'hygiène buccale. Ainsi, la toilette buccale assure la réduction des risques infectieux et notamment pulmonaire. Par ailleurs, ces soins contribuent à l'amélioration de l'état général des personnes par un meilleur confort et une bonne alimentation, et ils préservent l'image corporelle et le sentiment de dignité. De ce fait, mettre en place une toilette buccale quotidienne pour les patients qui ne peuvent assurer eux-mêmes ce soin s'avère indispensable. Ce soin, qui relève du rôle propre IDE doit être assuré en collaboration avec les AS et doit être différencié des soins de bouche thérapeutiques qui nécessitent une prescription médicale.

Objectifs du soin :

- éliminer les débris alimentaires, la plaque dentaire pour limiter les irritations buccales ;
- maintenir l'équilibre buccal ;
- faciliter l'alimentation et la communication ;
- améliorer la qualité de vie.

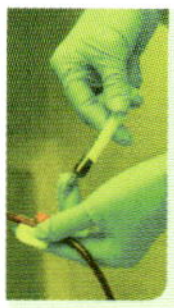

Recommandations pour l'hygiène bucco-dentaire

Organisation

• Identifier un référent hygiène buccale dans chaque unité de soins.

• Déterminer la fréquence de réalisation de l'hygiène bucco-dentaire (en fonction de la charge de travail) : au moins une toilette buccale par jour (dans ce cas, de préférence le soir).

• Inciter le patient à réaliser la toilette lui-même mais superviser.

• Demander l'aide des familles.

• Assurer la traçabilité de la toilette grâce à une fiche de suivi dans le cahier infirmier.

• Évaluer régulièrement les résultats par le suivi des procédures et l'état de la bouche.

Technique

• Évaluer l'état de la bouche.

• Élaborer des procédures pour les différentes situations :

– bouche normale, dentée ou non ;

– bouche pathologique : mycosique, douloureuse, sèche ;

– hygiène des prothèses amovibles.

• Choix de matériels bien adaptés.

Matériel de base

• Serviette, gants, gobelet.

• Haricot (si patient alité).

• Protection source lumineuse.

Matériel dentaire

- Set soins de bouche.
- Brosses à dents souples, à petite tête.
- Brosses électriques, éventuellement.
- Brosses à prothèses.
- Hydropulseurs.
- Boîtes à prothèse.
- Appareil à ultrasons.

Demander un bilan odontologique en fonction des besoins

Toilette et entretien

Déroulement de la toilette buccale

- Enlever les prothèses et les nettoyer.
- Examiner la cavité buccale (dents et muqueuses) avec un abaisse-langue.
- Brosser chaque arcade dentaire séparément, dent par dent, de la gencive vers la dent et les gencives si possible.
- Chez l'édenté, nettoyer à l'aide de bâtonnets ou au doigt avec une compresse.
- Nettoyer les muqueuses (palais, joues, langue et gencives) avec une compresse humide en s'aidant d'un abaisse-langue.
- Remettre les prothèses propres.

Entretien des prothèses

- Brosser les prothèses tous les jours, avec une brosse adaptée.
- Immerger les prothèses le soir dans un produit désinfectant, les rincer.
- Pour la nuit : laisser sur une compresse humide ou remettre en bouche.
- Nettoyage aux ultrasons recommandé une fois par semaine.

Réaliser un bilan odontologique à l'entrée

Les recommandations ne sont pas spécifiques aux soins directs, elles peuvent concerner l'environnement du patient ou du résident, car les soins indirects participent aussi à l'état de bien-être et de confort.

Recommandation relative à l'hygiène des locaux

Le rôle de l'IDE ne consiste pas ici à mettre en œuvre les actions, mais davantage à s'assurer de la propreté des locaux et des installations. La connaissance de ce type de recommandations est une aide à la supervision des agents que l'IDE peut être amené à encadrer.

Le but de l'entretien des locaux est d'en assurer la propreté pour le confort des résidents et pour la maîtrise du risque infectieux lié à l'environnement. En effet, les surfaces et les objets peuvent jouer un rôle dans la chaîne de transmission de l'infection, soit en contaminant indirectement les mains ou du matériel qui se trouve ensuite en contact avec le patient, soit plus rarement directement.

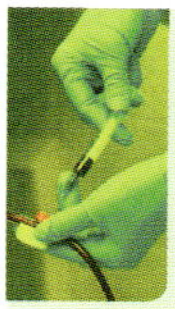

Hygiène des locaux

À faire

• Former le personnel, y compris le personnel de remplacement sur les méthodes utilisées.

• Inscrire les tâches d'entretien des locaux dans les fiches de postes.

• Établir une planification d'entretien de tous les locaux de l'établissement.

• Rédiger un protocole de nettoyage pour l'ensemble des locaux, en particulier sur les bonnes pratiques d'utilisation des produits.

• Avoir du matériel propre, en bon état et adapté aux tâches : chariot spécifique équipé de matériel facile d'entretien.

• Utiliser des produits détergents-désinfectants pour le nettoyage :

– des surfaces de travail (par exemple : plans de travail en salle de soins, chariots de soins) ;

– des équipements des chambres en contact avec les mains (par exemple : adaptables, barres de lit, interrupteurs, poignée de porte) ;

– des équipements souillés (par exemple : lavabo, douche, WC).

• Utiliser des produits détergents pour l'entretien des sols.

• Utiliser des détergents désinfectants pour les sols uniquement en cas de résidents pour lesquels ont été prescrites des mesures particulières en cas d'infection.

• Diluer les produits en respectant les recommandations inscrites sur les sachets ou sur les flacons.

• Choisir des lavettes (surfaces hautes) et des bandeaux (pour les sols) réutilisables lavables en machine après chaque utilisation.

• Individualiser les lavettes et les bandeaux pour les sols (encore appelées franges, serpillettes) pour chaque chambre et pour chaque local.

• Nettoyer les sols en procédant dans un premier temps à un balayage humide puis à un lavage du sol avec des bandeaux de lavage changés entre chaque local.

• Porter des gants de protection à manchettes longues (produits de nettoyage, sang et produits biologiques).

• Nettoyer, vérifier le matériel, équiper le chariot avant de le ranger.

• Après avoir retiré les gants : se désinfecter les mains avec un produit hydro-alcoolique (si elles ne sont pas souillées) ou faire un lavage simple des mains.

• Noter le nettoyage effectué chaque jour sur une planification établie pour l'établissement.

À ne pas faire

- Ignorer l'évolution des techniques de nettoyage et laisser faire chacun selon son expérience.
- Compter uniquement sur la transmission orale entre les membres d'une équipe ou des équipes entre elles.
- Ne pas avoir de chariot d'entretien.
- Utiliser les balais non lavables (par exemple balai en coco, balai Faubert).
- Utiliser des produits uniquement détergents.
- Utiliser systématiquement l'eau de Javel.
- Mélanger les produits entre eux en pensant doubler leurs effets.
- Utiliser en alternance des produits détergents et des produits détergents-désinfectants pour tous les locaux.
- Doubler les doses ou sous-doser les produits.
- Utiliser des éponges.
- Faire tremper les lavettes et les laver à la main.
- Utiliser une même lavette pour les surfaces hautes, le lavabo et les WC ou un bandeau (sols) pour plusieurs locaux.
- Laver directement le sol sans balayage préalable.
- Pratiquer la méthode des deux seaux pour le lavage des sols.
- Travailler à mains nues.
- Utiliser des gants réutilisables non individuels.
- Oublier de signaler le matériel manquant ou défectueux.
- Ranger un matériel sale.
- Négliger l'hygiène des mains après avoir terminé l'entretien des locaux.
- Ne pas identifier les tâches effectuées au jour le jour.

SÉCURITÉ DANS LES SOINS : DU CONCEPT À L'APPLICATION

Définitions

La sécurité correspond à l'état d'esprit d'une personne qui se sent tranquille et confiante. C'est le sentiment, bien ou mal fondé, qu'éprouve une personne d'être à l'abri de tout danger et risque ; il associe calme, confiance, quiétude, sérénité, tranquillité, assurance, sûreté.

La sécurité correspond à un besoin humain, qui a été l'objet de nombreuses descriptions dans les sciences humaines et les soins infirmiers. Ainsi, le besoin de sécurité est lié à l'aspiration de chacun d'entre nous à être assuré du lendemain, physiquement comme moralement. Ce besoin recouvre notamment la nécessité de disposer d'un abri (logement, maison), la sécurité physique, la sécurité morale et psychologique...

La sécurité est aussi définie comme l'évitement des événements indésirables graves dans les hôpitaux et c'est dans ce cadre que nous développerons la sécurité.

Un professionnel de santé qui se lave les mains, devant un patient avant de le prendre en charge, augmente de fait la qualité des soins ainsi que le sentiment de sécurité de la personne.

Généralités

Dans le domaine sanitaire, la sécurité des soins est une priorité pour les patients, et en France elle constitue un droit. L'application de ce droit est déclinée à travers la mise en œuvre d'une politique de management des risques et de la qualité dans les établissements de santé. La sécurité, qui passe par la réduction des risques repose sur leur identification, leur mécanisme de survenue, le traitement de ces risques par la mise en œuvre d'action de prévention.

La sécurité concerne tous les secteurs susceptibles d'avoir une incidence sur l'homme, l'alimentation, l'hygiène et l'environnement en sont des exemples.

En matière de soins, la sécurité consiste à éviter tout ce qui est évitable qu'il s'agisse des affections liées aux soins ou aux erreurs. Elle porte principalement sur la prévention des risques iatrogènes, avec les incidents et accidents liés aux traitements, aux actes diagnostiques et thérapeutiques et aux actes de prévention. Elle vise à protéger le patient des infections liées aux soins mais aussi des conséquences de toutes les erreurs que peut commettre un système aussi complexe qu'un système de santé qui est exposé à de nombreuses interfaces techniques et humaines, aux manques de personnels et aux coordinations entre professionnels 24 heures sur 24. Ainsi, les problèmes de sécurité peuvent être liés à une mauvaise transmission, une mauvaise identification du patient…

Pour limiter l'insécurité dans les soins, les soignants, réunis en groupe de travail, élaborent des protocoles, des fiches techniques…, consultent des guides de bonnes pratiques. L'ensemble de ces documents constituent des aides dans leur pratique professionnelle et des références qu'ils peuvent consulter *a priori* ou *a posteriori*.

La sécurité est un élément nécessairement attendu de la part de tout usager du système sanitaire, et il répond à un besoin implicite. Ainsi, lorsque la dispensation de soins s'avère indispensable, les professionnels de santé doivent veiller d'une part à traiter les patients et à prévenir les risques iatrogènes inhérents aux soins mais aussi à mettre en place des mesures préventives.

L'analyse de l'activité infirmière montre que l'IDE est directement concerné par l'application des bonnes pratiques puisqu'il réalise des soins qui visent un résultat attendu sans générer de iatrogénie.

La iatrogénie est l'ensemble des troubles imprévisibles ou non attendus qui peuvent survenir à la suite d'une action médicale. Elle représente donc les effets pathologiques provoqués par un médicament ou un acte médical à visée diagnostique ou thérapeutique. Ces effets pathologiques peuvent résulter d'une faute, d'une erreur ou d'un aléa imprévisible et inévitable, même en l'absence d'erreur du médecin.

Par extension, les risques iatrogéniques sont les risques causés par les soins (qu'ils soient dispensés par du personnel médical ou non médical), ou l'hospitalisation. Dans le cadre des soins de confort les plus fréquents relèvent du risque infectieux, de la perte d'autonomie avec le déficit d'auto-soins.

Exemples : la chute d'une personne âgée, avec risque de fracture, le développement d'une infection suite à un acte mal réalisé ou non effectué, la dénutrition et la déshydratation consécutive à une hospitalisation.

Il faut savoir que la iatrogénie ne dépend pas seulement des soignants ou de l'environnement mais aussi du patient. Ainsi, la fréquence des complications iatrogènes augmente avec l'âge, l'état de gravité, la durée du séjour, le nombre d'actes, de procédures dont un patient bénéficie pendant son séjour. Elle varie selon les spécialités médicales et est associée presqu'une fois sur deux à un acte chirurgical.

Un patient de 80 ans avec des comorbidités hospitalisé en réanimation avec une assistance ventilatoire présente un risque majoré de développer une infection pulmonaire. Les risques sont liés à l'âge avancé, aux pathologies associées, à la présence d'un dispositif médical (sonde d'intubation)...

Caractéristiques

La sécurité, nous l'avons vu, constitue un élément de la qualité des soins et peut être déclinée en une multitude d'éléments qui permettent de l'évaluer. Les soins d'hygiène et de confort n'échappent pas à cette règle. Dans ce contexte, la sécurité des soins peut se décliner à travers les éléments suivants :

- respect des prescriptions médicales : prescription d'un alitement strict, de la pose d'une contention, d'un régime alimentaire en lien avec la pathologie du patient, la prescription de barrière de lit...
- respect des mesures d'hygiène : hygiène des mains, change du linge, réfection de lit, circuit propre et sale, protocole de décontamination d'une chambre de patient...
- respect du tri sélectif des déchets : Déchets activités de soins à risque infectieux (DASRI) et Déchets assimilés aux ordures ménagères (DAOM) ;
- adaptation de l'aménagement de l'environnement : réglage du lit à la bonne hauteur pour que le patient descende sans risque, présence de caoutchouc antidérapant sur le déambulateur...
- adaptation de la relation à une situation à risque (agressivité, maltraitance, violence).

Processus visant l'atteinte de la qualité et la prévention des risques

Pour prévenir les risques et augmenter la sécurité dans les prises en charge des patients, il est indispensable que les soignants identifient les risques et leurs conséquences et soient à même de mettre en place des procédures ou des modes de fonctionnement qui permettent de les prévenir. Cependant, si le caractère systématique du processus à suivre est indispensable, il importe de se souvenir qu'un acte de soin n'est jamais une simple action mais qu'un soin s'inscrit dans un projet qui lui donne sens dans une situation toujours singulière.

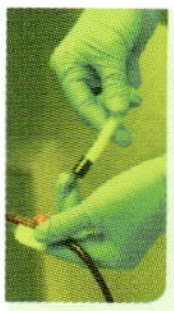

Projection de l'activité de soin

Étape 1 : projection de l'ensemble de l'activité

Pour augmenter la sécurité dans les soins, l'infirmier adopte une démarche de travail systématique permettant de structurer l'activité depuis son début jusqu'à sa fin. Cela implique que l'IDE soit capable de se représenter la totalité de l'activité, d'en identifier les différentes étapes voire de les décomposer. Les principales étapes que l'on doit retrouver sont schématiquement : l'identification de la personne et des buts des soins, la recherche du consentement du patient, la prise en compte des ressources, l'évaluation de la situation et des risques potentiels, la préparation et réalisation du soin ou de l'activité, l'évaluation du résultat et la transmission.

Cette projection de l'activité vise à limiter les aléas et participe à la construction des compétences.

Étape 2 : validation de sa capacité à agir

La compétence étant la mobilisation de l'ensemble des ressources nécessaires à l'action ou à l'activité à mener, l'infirmier doit s'assurer qu'il possède les connaissances et valider sa capacité à agir. Pour cela, il doit avoir une bonne connaissance du soin à dispenser, connaissance en termes de savoir, savoir-faire, et savoir-être, l'ensemble étant combiné lors de la dispensation des soins. La connaissance du soin intègre les bonnes pratiques lorsqu'elles existent ou les critères de qualité des soins. Valider sa capacité à agir suppose que l'IDE vérifie avant d'entreprendre le soin, qu'il dispose de l'ensemble des ressources pour « faire ». Les ressources peuvent être les connaissances (du soin, de la personne et de la situation), le savoir-faire, le savoir-être, le matériel et les personnes nécessaires à la réalisation de l'acte.

Ces préalables sont indispensables, ils permettent à l'infirmier de s'assurer qu'il possède ou qu'il a à sa disposition tous les éléments de la compétence nécessaires.

Étape 3 : réalisation du soin

Avant le soin

- Identifier le contexte de soin.
- Vérifier la prescription ou le protocole (utilisation des antiseptiques par exemple).
- Se laver les mains ou procéder à une friction hydro-alcoolique.

Durant le soin

- Établir une relation avec la personne soignée.
- Être à l'écoute de la personne.
- Appliquer les règles d'hygiène et de sécurité.
- Prendre en compte les réactions de la personne.

Après le soin

- Réinstaller la personne.
- Réaménager son environnement.
- Ranger le matériel et trier les déchets.
- Transmettre les éléments significatifs.

Étape 4 : pratique réflexive

Après tout acte de soin, l'infirmier en évalue les effets, il mobilise sa capacité à s'interroger sur la finalité et la qualité des soins dispensés. S'agissant ici de traiter de la sécurité des soins, il importe que l'IDE s'interroge sur les précautions prises avant, pendant et après le soin, sur le respect de bonnes pratiques des soins dispensés.

Cette démarche réflexive aboutit à une évolution des pratiques de soins et à un haut niveau de professionnalisme afin de répondre toujours mieux aux besoins des patients. Afin de conduire cette démarche d'analyse, utiliser les critères et les indicateurs caractéristiques est indispensable.

Accompagner la personne dans la réalisation de ses soins quotidiens		
Étapes de réalisation	**Justification**	**Savoir/Savoir-faire mobilisés**
Identification du but du soin	Répondre aux besoins explicites ou implicites du patient	• Démarche clinique
Identification des ressources	Dispenser un soin adapté à la personne, à la situation et au contexte (connaître les ressources de la personne, les ressources humaines et matérielles disponibles dans la structure, les connaissances et les savoir-faire à mobiliser sont indispensables)	• Démarche clinique
Évaluation de la situation	• Identifier la nature et les modalités d'exécution du soin • Mettre en place des mesures préventives	• Démarche clinique • Soins de confort et de bien-être • Gestion des risques

Accompagner la personne dans la réalisation de ses soins quotidiens		
Étapes de réalisation	**Justification**	**Savoir/Savoir-faire mobilisés**
Recueil du consentement du patient	Le recueil du consentement est indispensable de par la législation des droits des patients. La personne bénéficiaire des soins est reconnue comme acteur dans son parcours de soins	• Législation, éthique, déontologie
Préparation du soin	• Réduire les aléas et les risques liés au soin • Dispenser un soin de qualité	• Soins de confort et de bien-être
Réalisation du soin	Répondre à un besoin défini	• Soins de confort et de bien-être
Rangement et décontamination du matériel	Maintenir l'hygiène du matériel et de l'environnement	• Infectiologie/Gestion des risques • Soins de confort et de bien-être
Transmission	Assurer la continuité de la prise en charge	• Législation • Démarche clinique
Évaluation du soin	• Mesurer le résultat obtenu (atteinte de l'objectif) • Améliorer la pratique professionnelle	• Gestion des risques • Soins de confort et de bien-être • Qualité des soins et évaluation des pratiques

Critères et indicateurs des compétences

Les critères d'évaluation peuvent constituer une aide à l'identification de la conformité des actes aux bonnes pratiques et au concept de sécurité. Un critère d'évaluation est un élément concret, observable permettant de porter un jugement sur la conformité de la pratique. Cependant, il est important que pour une pratique donnée, les critères soient peu nombreux afin d'être facilement intégrés par les professionnels.

S'agissant de la compétence : accompagner une personne dans la réalisation de ses soins quotidiens, les critères d'évaluation de la compétence (et non des soins) sont inscrits dans le référentiel. Trois critères d'évaluation sont énoncés et chacun est précisé par des indicateurs, qui sont les signes visibles et observables qui permettent de valider ou d'invalider le critère.

Critères d'évaluation : Qu'est-ce qui permet de dire que la compétence est maîtrisée ? Que veut-on vérifier ?	**Indicateurs :** Quels signes visibles peut-on observer ? Quels signes apportent de bonnes indications ?
1. Adéquation des activités proposées avec les besoins et les souhaits de la personne	• Les activités proposées prennent en compte les besoins de la personne • Les ressources de la personne sont mobilisées pour maintenir ou restaurer son autonomie
2. Cohérence des modalités de réalisation des soins avec les règles de bonnes pratiques	• La pudeur et l'intimité de la personne sont respectées • Les règles d'hygiène et de sécurité sont respectées • Les moyens mobilisés sont adaptés à la situation • Les conditions de bien-être, de confort et de qualité de vie de la personne sont vérifiées • Les principes d'ergonomie et de sécurité sont connus et appliqués dans les soins et les différentes activités • Les règles de l'hydratation et de la diététique sont connues et expliquées
3. Pertinence dans l'identification des risques et adéquation des mesures de prévention	• Les risques liés à la situation et la manière de les prévenir sont repérés et expliqués

Ces critères, élaborés et reconnus par le corps professionnel, pourraient être, dans un futur proche, « opposables » à toute personne qualifiée (AS et IDE) réalisant les soins.

S'agissant de valider la conformité des soins aux bonnes pratiques, certains indicateurs de la compétence peuvent être considérés comme des critères d'évaluation des soins. Ainsi, la pudeur, l'intimité, l'hygiène et la sécurité constituent les critères principaux des actes de soins. Cependant, la réalisation des soins, si elle se réfère à une technique et à l'utilisation d'un matériel idéalement préconisées, doit, selon le contexte, être modifiée pour s'adapter à une situation, toujours singulière. Cette capacité d'adaptation de la part du soignant est primordiale pour répondre aux besoins du patient – cette dernière sera d'autant plus aisée que l'infirmier a intégré les critères de qualité du soin, critères à ne pas transgresser.

Généralement ces critères sont précédés de la mention respect de… Reprenons chacun des critères et identifions les caractéristiques des bonnes pratiques.

Adéquation des soins ou des activités proposés

Selon la personne

L'adéquation signifie la conformité à l'objet, au but que l'on souhaite atteindre, c'est aussi l'existence d'un rapport de convenance parfaite.

Dans le cas présent, l'adéquation signifie que les activités ou les soins proposés correspondent parfaitement aux besoins de la personne et que la réponse proposée prenne en compte ses ressources. Il est important ici que le soignant tienne véritablement compte des souhaits et des attentes de la personne et ne décide pas en fonction de ce qu'il souhaiterait lui en pareille circonstance.

La réponse aux besoins tient compte des capacités de la personne à satisfaire entièrement ou partiellement à ses besoins et de ses ressources.

Connaître la personne, ses besoins, ses habitudes de vie, ses coutumes, ses valeurs relève de la démarche clinique que chaque professionnel réalise avant de dispenser des soins. L'aboutissement de cette démarche lui permet de proposer des soins adaptés, l'adaptation visant à répondre aux besoins, aux attentes et à prendre en compte les ressources et les capacités de la personne.

Chaque activité peut être le moyen de mobiliser une capacité physique, intellectuelle, mais aussi le moyen d'apprendre, de réajuster. Pour la personne soignée prendre conscience de ses progrès est un élément moteur pour conquérir ou reconquérir son autonomie.

Le soignant attentif aux progrès réalisés les signale à la personne avec un langage adapté, non infantilisant. Il encourage les initiatives, il favorise la persévérance, s'attarde sur les indépendances regagnées par la personne qui ne les discerne pas nécessairement.

Pour y parvenir il est indispensable de laisser une place prépondérante à la personne dès qu'elle en a la volonté et les capacités.

Les contre-exemples ci-dessous permettent de mieux comprendre ce qui est inadéquat dans les soins.

Réaliser une toilette au lit à une personne alors qu'elle souhaiterait réaliser sa toilette au lavabo même que partiellement est un soin inadapté parce qu'il ne répond pas aux besoins (non-prise en compte des capacités de la personne) et aux souhaits de la personne. Dans ce cas, en effet, les ressources physiques ne sont pas sollicitées, et le soin ne vise pas le respect de l'autonomie de la personne.

Mettre une protection à une personne continente, alors qu'elle est capable de demander qu'on l'emmène aux toilettes, est un acte dommageable parce qu'il traduit un non-respect de la personne, et une négation de sa dignité.

Selon le contexte professionnel

L'infirmier peut être amené à accompagner la personne dans différents lieux d'exercice : structures extra-hospitalières à caractère sanitaire et social ou à domicile, structures hospitalières accueillant des personnes en situation de soins aiguë ou chronique, d'urgence, de fin de vie. Les soins sont proposés en tenant compte des moyens matériels, humains et financiers mis à disposition. Certains soins peuvent faire l'objet d'un protocole qu'il est nécessaire d'appliquer afin de maintenir la qualité des soins.

Quel que soit le lieu, la personne a des attentes et des besoins différents auxquels il convient de répondre. Pour ajuster l'offre de soins, l'infirmier doit identifier les objectifs de la prise en charge et repérer la dimension des soins à privilégier. Ainsi, il peut s'agir de soins visant le maintien des capacités de la personne dans son lieu de vie, de soins thérapeutiques, de soins visant la réinsertion, l'éducation… *in fine* le soin dispensé devra être personnalisé et être en adéquation avec le mode de prise en charge.

Mme Rivalo Lucienne, 82 ans, présente une dépendance temporaire consécutive à une fracture de l'épaule. Son articulation est immobilisée par une orthèse de Dujarrier qui l'empêche d'utiliser son membre. Elle préfère rester à son domicile avec son époux plutôt que d'être hospitalisée en soins de suite et réadaptation pendant 4 semaines. Elle est assistée dans ses soins quotidiens par une infirmière libérale. L'intervention de l'infirmière consiste à répondre au besoin d'hygiène, soin qui permet le maintien de la personne dans son lieu de vie.

Grégory est hospitalisé en psychiatrie; son rapport à l'hygiène est difficile, il est accompagné d'un infirmier durant ses soins coutumiers pour les effectuer. Il s'agit dans ce cas d'un soin d'hygiène qui vise le maintien de la propreté et d'un soin thérapeutique qui repose le cadre du fonctionnement des activités humaines.

Batiste, 25 ans, a été victime d'un accident de moto et il est resté plusieurs semaines dans le coma suite à un traumatisme crânien. Il est actuellement hospitalisé en service de réadaptation et réinsertion pour réapprendre les gestes quotidiens. Il s'agit d'un soin de réhabilitation.

Selon les risques spécifiques

La connaissance du patient permet à l'infirmier d'identifier les risques, de les prendre en compte notamment en sécurisant l'environnement du patient.

En fonction de l'âge et des conséquences physiologiques qui en découlent, l'infirmier adapte les soins pour éviter, par exemple, les risques de chute, les mouvements douloureux, les gestes provoquant des déséquilibres…

En fonction de l'état de santé, l'infirmier adapte la durée du soin, l'installation pour qu'il soit supportable par la personne…

Mme Harbot Marie, 73 ans, est insuffisante respiratoire chronique. Elle est sous oxygène nasal en continu et ne tolère pas les efforts. Elle est aidée dans les activités de sa vie quotidienne par une aide-soignante qui l'assiste dans ses soins d'hygiène, une femme de ménage qui entretient son domicile, fait des courses et prépare ses repas. Enfin, un infirmier vient tous les jours pour assurer les soins en lien avec sa pathologie. Pour être adaptés, les soins doivent prendre en compte l'état de fatigue et l'incapacité physique liés à son insuffisance respiratoire. La suppléance faite par l'infirmier vise à réduire les efforts physiques et donc à prévenir la majoration de l'insuffisance respiratoire.

Cohérence des modalités de réalisation des soins avec les règles de bonnes pratiques

La cohérence est la propriété de ce qui est cohérent, logique et qui ne présente pas de contradiction. Ici la cohérence recherchée vise à ce que l'exécution d'un soin corresponde aux critères énoncés et retenus par le corps professionnel. Les règles de bonnes pratiques sont différentes selon le type de soin dispensé. Ainsi, un soin « technique » comme une toilette sera considéré comme conforme aux bonnes pratiques s'il est exécuté en respectant la pudeur et l'intimité, les règles d'hygiène et de sécurité, en mobilisant les moyens adaptés à la situation, en vérifiant les conditions de bien-être, de confort et de qualité de vie de la personne, en appliquant les principes d'ergonomie et de sécurité. S'agissant d'une aide aux repas, la pudeur, dans son sens le plus strict, ne sera pas retenue, l'accent sera mis davantage sur le confort de l'installation par exemple.

Comme nous l'avons abordé précédemment, les notions telles que la pudeur, l'intimité, le confort et le bien-être bien qu'elles puissent être définies renvoient inexorablement à une dimension très personnelle. Il est alors indispensable au cours de l'exercice professionnel après avoir identifié ce qui relève du général, d'identifier auprès de chaque personne ce qui relève du singulier afin de toujours mieux répondre aux attentes des personnes prises en charge.

Pertinence dans l'identification des risques et adéquation des mesures de prévention

Il s'agit ici de repérer les risques spécifiques au soin à dispenser ou à la situation afin de mettre en place les mesures préventives. Ces risques sont généralement connus, il faut donc les anticiper et ne pas attendre que le risque soit avéré pour les prévenir.

Les infections liées aux soins qui constituent la majeure partie de la iatrogénie doivent faire l'objet d'une prévention spécifique de la part des professionnels, notamment infirmiers, ce risque particulier est à rattacher avec les règles d'hygiène et de sécurité.

Prévenir les risques, c'est aussi mettre, lorsqu'elles sont prescrites, les barrières de lit pour éviter les chutes, c'est donner une information à une personne pour éviter qu'elle ne s'inquiète inutilement, c'est installer correctement un patient pour le repas et s'assurer de ses réelles capacités à manger afin de prévenir la dénutrition, c'est aussi identifier les sujets présentant des risques d'escarres afin de mettre en place les actions adéquates (voir p. 87).

Autres exemples de mesures préventives qui concourent à l'amélioration de la sécurité : blocage des roues d'un fauteuil roulant, vérification des embouts des béquilles, laçage des chaussures.

Le risque de chute lors d'un lever sera anticipé et deux soignants prendront en charge le lever, le risque de contamination sera prévenu par la décontamination du matériel souillé et le respect des circuits propres sales.

Critères des soins

La pudeur et l'intimité

La pudeur est le sentiment de honte, de gêne qu'une personne éprouve à faire, à envisager ou à être témoin des choses de nature sexuelle, de la nudité. C'est aussi la disposition permanente à éprouver un tel sentiment.

D'un point de vue général, agir avec pudeur, consiste surtout à éviter de blesser ou de choquer autrui. Pour y parvenir il est nécessaire d'appliquer les règles de la décence ou de la bienséance. Ces règles concernent le respect des habitudes sociales généralement admises dans un groupe social en matière de politesse, de correction et de tact. C'est aussi se comporter avec discrétion.

Un soin, tel que la toilette, peut être mal vécu parce que ressenti comme violent. En effet, être déshabillé, dénudé par une personne étrangère peut être ressenti comme une véritable agression. Le soin devant être réalisé, il appartiendra à l'IDE de faire en sorte de respecter au mieux les souhaits du patient et de veiller à ce que sa pudeur soit respectée. Le soin sera réalisé porte fermée, le retrait des vêtements intimes sera effectué si possible par la personne elle-même, ou alors avec délicatesse et au bon moment. Il convient d'éviter de dénuder la personne au-delà de ce qui est nécessaire, de proposer des moyens pour ne pas exposer son corps nu, de laisser la personne réaliser elle-même les soins très intimes, de veiller à ce que pyjama ou chemise de nuit soit correctement positionné. Respecter si telle est la demande que la toilette soit effectuée par une personne du même sexe.

Lors d'une aide à la marche dans le couloir, on veillera à ce que la chemise de nuit soit couvrante et bien fermée afin de ne pas voir le dos et les fesses de la personne.

L'intimité, comme nous l'avons vu précédemment, renvoie au corps qui constitue l'interface, la frontière entre la personne et l'extérieur. L'atteinte du corps de l'autre y compris lors des soins correspond au franchissement ou à la transgression de cette frontière. L'intimité renvoie aussi à l'espace qui contribue à séparer la sphère privée de la sphère publique. À l'hôpital, la chambre du patient a obtenu le statut de lieu privé où ce dernier peut exercer son droit à l'intimité. Ainsi, le patient donne son accord aux soignants qui souhaitent y entrer, (et qui doivent donc frapper avant d'entrer) et il peut refuser qu'un groupe d'étudiants investissent sa chambre.

Ainsi, les soins sont effectués avec les portes fermées, les rideaux tirés en présence d'un vis-à-vis, une séparation par un paravent tendu ou un rideau dans une chambre double par exemple.

Parfois, l'intimité peut aussi être perturbée lorsque l'exigence du soin peut se traduire par une zone de contact physique, où la présence de l'odeur, de la sueur, de l'haleine et du souffle peut s'avérer pénible pour le soigné qui vit cette situation comme une intrusion. Dans ce cas, le respect de l'intimité correspond à la juste distance imposée par le soin.

Agir en respectant l'intimité d'autrui, c'est mettre en place tout ce qui peut l'être pour préserver ses valeurs, ses habitudes, le caractère de ce qui est intime. Le comportement du soignant dans sa relation à l'autre est ici primordial, il englobe l'ensemble des mesures appliquées pour préserver l'intimité physique et morale de la personne.

Lors des transferts des patients d'un lit au brancard, par exemple, le corps à corps est indispensable, il importe alors d'être conscient de ce que cela peut générer chez le soigné, d'où l'importance d'une hygiène corporelle et d'une tenue sans faille afin de limiter autant que faire se peut, les incommodités.

Lors du rangement de l'environnement immédiat du patient, il est important de comprendre ce que sont les objets intimes afin d'en prendre soin et surtout de tenir compte des souhaits exprimés par la personne quant à leur entretien ou à leur rangement.

Le confort

Cet élément englobe toutes les actions réalisées pour installer correctement la personne physiquement, mais également ce qui peut être fait et dit pour améliorer son bien-être moral (information, anticipation des soins, etc.). Le confort consiste à permettre à la personne de réaliser le soin si elle en a la possibilité ou de le supporter sans se fatiguer. L'attention du soignant portera sur la température de la pièce, il évitera les écarts de température, il vérifiera si le patient est frileux ou non afin d'adapter l'environnement quand cela est possible. Il veillera à une installation qui ne génère pas d'inconfort (oreillers bien gonflés et bien positionnés, draps bien tirés, pour éviter l'inconfort des plis, bordés ou non selon les personnes), une gestion du temps de réalisation du soin compatible avec l'état du patient (fatigue, douleur...), la présence de visite...

Les règles d'hygiène et de sécurité

Dans le cadre de l'hygiène le respect des bonnes pratiques consiste en l'application des règles et ou des recommandations. Il s'agit ici de l'ensemble des actes réalisés pour prévenir les risques de contamination, d'infection pour le patient et le soignant. Sont prises en considération les actions préalables au soin, et celles réalisées pendant et après le soin. Parmi les plus importantes notons : l'hygiène du soignant[3], l'hygiène des mains, la préparation du soin, le matériel utilisé, la technique du soin, l'évacuation des déchets, du linge souillé.

L'hygiène du soignant

La tenue professionnelle vise à remplacer la tenue de ville en structure de soins, afin de limiter la transmission des micro-organismes, de ce fait, elle ne sera donc portée que dans l'enceinte de l'établissement. Elle sera adaptée à la structure de soin et au geste pratique ainsi qu'au niveau infectieux de l'environnement. Lorsque les soins sont dispensés au cabinet ou au domicile du patient, le soignant doit porter une tenue de base, c'est-à-dire une blouse avec des manches courtes sur des vêtements à manches courtes ou retroussées pour faciliter le lavage des mains.

Zone	Tenue à respecter en fonction des zones
Secteur général	Tenue de base
Secteur protégé	Tenue de base complétée par des éléments de protection : • article coiffant à usage unique • masque type masque de soins • surblouse à usage unique
Secteur sale	Tenue de base : • tablier en plastique à usage unique

Tableau 5.II. Adaptation de la tenue professionnelle à la zone d'activité

Structure	Geste ou pratique	Tenue
Unité d'hospitalisation à temps complet	• Pour toute personne réalisant l'entretien des locaux • Soin d'hygiène et de confort • Pour tout acte à risque infectieux : injection, pose de perfusion, pansement • Patient à risque infectieux, en présence de poux, de gale, de dermatose...	• Tenue de base et gants à manchettes longues • Tenue de base tablier plastique à usage unique et gants • Tenue de base + tablier plastique à usage unique et gants • Tenue de base, gants et tablier plastique à usage unique (pour les ectoparasites : surblouse à manches longues)

Tableau 5.III. Tenue à respecter selon la structure et le geste pratiqué

3 Le guide de prévention des infections liées aux soins réalisés en dehors des établissements de santé en 2006. Direction générale de la santé.

L'hygiène des mains

Les mains, compte tenu de la flore résidente et transitoire dont elles sont porteuses, sont à l'origine de la majorité des transmissions des micro-organismes, qu'ils s'agissent de ceux présents sur la peau saine ou de ceux récoltés dans l'environnement ou à partir des patients. Les réservoirs des micro-organismes sont constitués par les ongles longs, les faux ongles, le vernis à ongle, les bijoux et les manches longues. Leur port est donc à proscrire. L'hygiène des mains constitue une arme efficace et capitale dans la prévention de la transmission du manuportage des agents infectieux. Elle est assurée par des techniques simples qui visent à rompre la chaîne de transmission manuportée. Il en est ainsi du lavage des mains, de la désinfection des mains et du port de gants. L'hygiène des mains adaptée à la situation de soin et renouvelée si nécessaire au cours du soin (voir ci-dessous).

Dans le cadre du défi mondial pour la sécurité des patients, l'OMS a élaboré des recommandations en 2006, recommandations révisées en août 2009. Elles reposent sur le constat que les infections liées aux procédures de soins entraînent un lourd tribut en termes de décès et d'incapacités évitables et un gaspillage des ressources affectées à la santé. Ce constat s'explique pour partie par le non-respect de l'hygiène des mains du personnel soignant et par une désinfection imparfaite des instruments et des surfaces environnantes. Pour y remédier, une mesure simple : l'observance des bonnes pratiques en matière d'hygiène et notamment en matière d'hygiène des mains, car c'est la principale mesure à appliquer pour prévenir la transmission des germes et le développement des infections liées aux soins.[4]

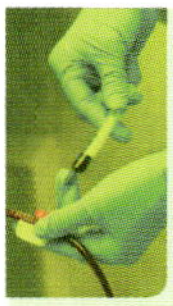

Hygiène des mains
Un exemple de recommandation : pourquoi, comment, quand[4]

Tous les professionnels et toutes les personnes impliquées dans la dispensation des soins sont concernés, ils doivent être capables d'appliquer les mesures d'hygiène de façon appropriée et ce au moment opportun.

Les moyens sont le lavage des mains et la friction des mains avec une solution hydro-alcoolique.

Les cinq indications de l'hygiène des mains sont :

Avant de toucher un patient

Pourquoi ? Pour protéger le patient d'une colonisation par des germes présents sur les mains et dans certains cas d'une infection exogène.

Quand ? Avant de toucher le patient

Situations :

• avant d'assister un patient dans ses activités quotidiennes : aide à la mobilisation, aide à la toilette, à l'habillage...

4 Site OMS *Save Lives clean your Hands*.

• avant de dispenser des soins et tout autre traitement non invasif : application d'un masque à oxygène, pratique d'un massage.

Avant un geste aseptique

Pourquoi ? Pour protéger le patient d'une infection par inoculation de germes, y compris ceux dont il est porteur lui-même.

Quand ? Immédiatement avant de toucher un site critique présentant un risque infectieux pour le patient (muqueuse, peau lésée, dispositif médical invasif).

Situations :

- avant d'exécuter des soins bucco-dentaires, d'instiller des gouttes oculaires…
- avant de toucher des aliments, des médicaments, des produits pharmaceutiques…

Après un risque d'exposition à un liquide biologique

Pourquoi ? Pour protéger le professionnel d'une infection par les germes dont le patient est porteur et pour protéger l'environnement des soins d'une dissémination de ces germes.

Quand ? Dès que le geste exposant effectivement ou potentiellement aux liquides biologiques est terminé (et après retrait des gants).

Situations :

- après un contact avec une muqueuse ou une peau lésée…
- après l'ouverture d'un circuit connecté à un dispositif médical invasif…
- après le retrait d'une protection absorbante (couche, pansement, gaze, serviette hygiénique) ;
- après la manipulation d'un échantillon de matière organique : après le nettoyage d'excrétions et d'autres liquides biologiques, après le nettoyage de toute surface contaminée et d'équipement souillé (literie souillée, dentier, urinal, bassin, toilettes…).

Après avoir touché un patient

Pourquoi ? Pour protéger le professionnel d'une colonisation avec les germes dont le patient est porteur et pour protéger l'environnement des soins d'une dissémination de ces germes.

Quand ? En quittant le patient et son environnement, après avoir touché le patient.

Situations :

- après avoir serré la main d'un patient ou caressé le front d'un enfant ;
- après avoir assisté un patient dans ses activités quotidiennes : aide à la mobilisation, aide à la toilette, à l'habillage…
- après avoir dispensé des soins et tout autre traitement non invasif : changement de la literie avec patient alité, application d'un masque à oxygène, pratique d'un massage.

Après contact avec l'environnement du patient

Pourquoi ? Pour protéger le professionnel d'une colonisation avec les germes dont le patient est porteur, susceptibles d'être présents sur les surfaces inertes et objets de l'environnement du patient et pour protéger l'environnement des soins d'une dissémination de ces germes.

Quand ? En quittant le patient et son environnement, après en avoir touché un objet ou du mobilier, à l'exclusion de tout contact avec le patient.

Situations :

- après les tâches d'entretien courant : changement de la literie avec patient non alité, relèvement des barrières de lit, nettoyage de la table de nuit ;
- après les activités relatives aux soins : réglage d'un débit de perfusion ;
- après tout autre contact non justifié avec les surfaces inertes et objets : s'appuyer contre un lit, ou une table de nuit (NB : à éviter si possible).

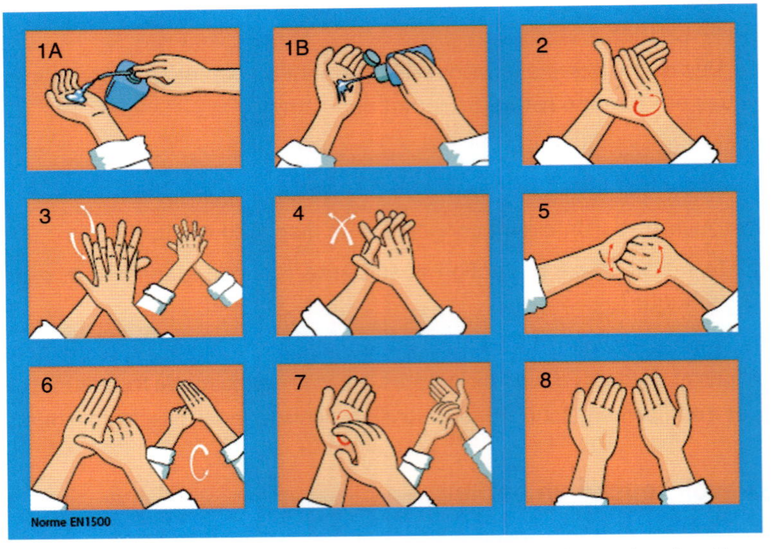

Figure 5.1. Friction hydro-alcoolique

Les principes d'ergonomie et de sécurité

L'ergonomie intéresse tout ce qui doit être mis en œuvre pour ne pas mettre en danger ou faire prendre des risques à autrui et à soi-même, notamment sur le plan physique. Son application consiste notamment à prévoir et à organiser l'environnement avant de réaliser un soin, à disposer et à utiliser le matériel adapté à la situation, à adopter les bonnes positions, à « manipuler "le patient en appliquant les principes d'ergonomie. L'infirmier identifie les risques liés au soin à dispenser, connaît et met en place les moyens de les prévenir, et informe la personne sur l'intérêt des actions. Les actions de prévention portent sur l'utilisation des ressources humaines et matérielles disponibles comme la sollicitation d'une collègue ou l'utilisation d'un outil spécifique comme un lève-malade pour réaliser un soin.

La prévention porte aussi sur les actions qu'il est indispensable d'enseigner à la personne pour limiter l'aggravation ou les récidives (voir chapitre 3).

■ **La préparation du soin**

Elle consiste principalement dans :

– la préparation d'un plan de travail stable, dégagé, propre et désinfecté (ou protégé par un champ à usage unique);

– la préparation du matériel nécessaire afin d'éviter les interruptions de soin pouvant être à l'origine d'une contamination de l'environnement ou des mains du soignant;

– la vérification de l'intégrité de l'emballage du matériel et des dates de péremption des produits avant utilisation;

– la préparation cutanée ou muqueuse adaptée.

Lors d'une douche, l'IDE doit vérifier que l'environnement est adapté au patient, si celui-ci ne peut tenir debout, prévoir un siège pour asseoir la personne, mettre un tapis antidérapant pour prévenir la chute par glissement. Durant le soin, l'IDE doit se positionner correctement pour prévenir les lombalgies être chaussée de manière à ne pas glisser.

Apprendre à une personne la technique des appuis pour se lever, se déplacer, savoir appeler et demander de l'aide, utiliser le matériel correctement...

La sécurité consiste également à laisser toujours à proximité du patient le moyen d'appeler ou d'alerter si besoin est : sonnette, alarmes personnelles et de se rendre dans les chambres régulièrement pour dépister l'apparition de signes critiques...

SITUATION PROFESSIONNELLE

Mme Cast, âgée de 82 ans, admise dans le service d'ORL le 10 février pour l'exérèse d'un mélanome à la base du nez est à J2 de l'intervention.

L'IDE vous demande de prendre en charge les soins d'hygiène de cette patiente ce matin, en l'absence de l'AS. Elle met à votre disposition le dossier de soins dans lequel sont inscrits les renseignements suivants à la date du 8 février.

Mme Cast mesure 1 m 61, pèse 57 kg, porte deux prothèses dentaires sur les mâchoires supérieure et inférieure. Elle a besoin de lunettes pour lire et regarder la télévision. Elle porte une protection anatomique la journée et un change complet la nuit. Elle possède ses vêtements personnels.

Mme Cast est cohérente, calme et tonique, elle a des difficultés pour lever le bras gauche qui est douloureux à la mobilisation. Elle est autonome dans ses déplacements et pour la prise des repas.

Elle n'est pas inquiète face à son problème de santé, elle dit volontiers être de nature optimiste. Sa sœur est très présente auprès d'elle.

Le 9 février : l'intervention s'est déroulée sans complications, incision avec 5 points de suture, un pansement recouvre la zone opérée.

Le 10 février : Mme Cast est autonome dans ses déplacements, cependant elle a besoin d'aide pour la toilette et l'habillage du fait de son omarthrose. Régime alimentaire peu salé et pauvre en graisse du fait de ses antécédents cardiaques.

Résultats de la prise des constantes : TA 11/5 mmHg; pouls 65 battements par minute; T° 36,6 °C.

Rappelons néanmoins que :

- *si la description théorique du processus correspond à une présentation très didactique afin de bien en assimiler les points-clés, dans la réalité, ces étapes peuvent ne pas se succéder de façon linéaire mais être davantage imbriquées les unes aux autres, selon le cheminement ou le processus intellectuel suivi;*
- *si le caractère systématique du processus à suivre est indispensable, il importe de ne pas oublier qu'un soin s'intègre dans un projet qui lui donne sens et s'inscrit dans une situation toujours singulière.*

1 PROJECTION DE L'ENSEMBLE DE L'ACTIVITÉ

Objectifs : projeter l'ensemble de l'activité afin de limiter les aléas de la situation

Actions	Résultats attendus
Adopter une démarche de travail systématique : structuration de l'activité du début à la fin Se représenter les différentes étapes du soin et s'assurer pour chacune d'elles de disposer des informations nécessaires	Visualisation de toutes les étapes du soin Identification des risques spécifiques au soin
Identification et/ou connaissance de la personne : • soit l'étudiante connait la personne parce qu'elle a déjà prise en charge alors passer à l'étape suivante, • soit l'étudiante ne connait pas cette personne et dans ce cas, elle doit la rencontrer, l'identifier et se présenter.	
But du soin : s'agit-il d'un soin d'hygiène, de confort ? Observer l'état de la personne (au regard du soin prévu : toilette), faire préciser les attentes de la personne, recueillir les informations manquantes notamment en ce qui concerne les habitudes de Mme Cast. Préfère-t-elle une toilette au lavabo, une douche?	
Recherche du consentement : la personne est-elle d'accord pour la réalisation de ce soin ?	
Évaluation de la situation (avec prise en compte des ressources humaines, matérielles..., et des risques) : • recensement des ressources physiques : évaluer le retentissement de l'omarthrose sur son degré d'autonomie/soin envisagé, identifier ce qui est le plus compatible avec son état ...	

Actions	Résultats attendus
• recensement des ressources humaines (besoin de l'aide d'une personne) et matérielles: matériel nécessaire pour réaliser le soin dans de bonnes conditions savonnette, gant, serviette, change de linge... En l'absence de matériel quel est celui qui peut être fourni par la structure ? Le local disponible permet-il de prendre en compte les souhaits de Mme Cast, des aménagements sont-ils à faire en préalable?)	Visualisation de toutes les étapes du soin Identification des risques spécifiques au soin
Préparation et réalisation du soin : • déroulement du soin de la préparation à la fin du soin, • identification de l'ensemble des soins à réaliser en même temps (coiffage, habillage, réfection du lit....)	
Evaluation du résultat Eléments qui permettront d'évaluer la prestation : critères de qualité du soin (respect de l'hygiène, temps adapté, aspect propre et soigné...) et satisfaction de la personne	
Transmission des éléments significatifs survenus pendant le soin et les éléments d'appréciation du résultat : • oralement à l'IDE, • par écrit dans le dossier de soin.	

L'étudiante doit maintenant s'interroger sur à sa capacité à réaliser le soin

2 VALIDATION DE SA CAPACITÉ À AGIR

Objectifs : valider sa capacité à agir

Actions	Résultats attendus
Se questionner pour s'assurer de la connaissance suffisante du soin, connaissances en termes de :	La décision d'exécuter le soin s'appuie sur les connaissances acquises

Actions	Résultats attendus
• savoir (déroulement du soin, risques spécifiques au soin et à la situation : anesthésie la veille, grand âge..., les bonnes pratiques ou critères de qualité), • savoir être (comportement à adopter avec Mme Cast qui peut poser des questions sur sa pathologie, son intervention), • savoir faire (comment s''y prendre dans cette situation, réalisation antérieure, en salle de TP, en situation réelle : oui, non, avec succès oui, non. A-t-elle besoin d'aide, de conseil ? Difficulté à l'habillage et au déshabillage à prévoir en lien avec l'omarthrose. Identifier les risques liés à la situation, au soin lui-même : risque de chute, pièce froide, fatigue liée au grand âge et à l'intervention... Identifier les moyens à mettre en place pour les prévenir (installation d'une chaise pour éviter les chutes et la fatigue, ouvrir le radiateur pour chauffer la pièce...)	La décision d'exécuter le soin s'appuie sur les connaissances acquises

Ces préalables sont indispensables, ils permettent à l'étudiante de s'assurer qu'elle possède tous les éléments nécessaires pour pouvoir décider d'entreprendre ce soin. Pour la réalisation du soin, se reporter au chapitre 3.

3 EXÉCUTION DU SOIN

Objectifs : répondre aux besoins d'hygiène de la personne

Actions	Résultats attendus
Préparer le matériel et le chariot Aider Mme Cast à se déshabiller dans la salle de bain Installer à proximité de la personne le nécessaire pour sa toilette Laisser seule la patiente dans la salle de bains le temps qu'elle réalise la toilette du visage, du torse et des parties intimes	Les besoins en hygiène de la personne sont satisfaits

5 Bonnes pratiques et sécurité dans les soins

Actions	Résultats attendus
Effectuer la réfection du lit pendant que Mme Cast réalise seule une partie de sa toilette Effectuer l'aide à la toilette pour le dos et les jambes et s'assurer que le reste du corps est propre et sec Aider à l'habillage lorsque Mme Cast le lui demande Réinstaller et mettre à disposition la sonnette et le matériel utile à Mme Cast. **Durant le soin** : Echanger régulièrement avec Mme Cast sur son besoin d'aide Conseiller Mme Cast en matière d'habillage et de déshabillage. Assurer l'hygiène de l'environnement (fauteuil, adaptable, table de nuit et lit) avant la réfection du lit, pendant que Mme Cast effectue seule une partie de sa toilette Effectuer le rangement et le nettoyage de son matériel, une fois le soin terminé **Au terme du soin** : effectuer les transmissions orales et écrites. **Les transmissions orales** sont faites à l'infirmière, dans la salle de soins : • Aide à la toilette au lavabo faite • Aide nécessaire pour le dos, et les jambes et aide à l'habillage • Information donnée quant à la nécessité de s'orienter vers des vêtements plus amples pour faciliter l'habillage et le déshabillage • Pansement propre. **Transmissions écrites : r**emplissage du diagramme journalier. L'étudiante coche les soins qu'elle a effectués auprès de Mme Cast Information donnée à Mme Cast sur les moyens de faciliter l'habillage et le déshabillage	Les besoins en hygiène de la personne sont satisfaits

Après l'aide à la toilette et à l'habillage, l'étudiante doit évaluer le résultat de son soin. Pour cela, elle mobilise sa capacité à s'interroger sur la finalité et la qualité du soin dispensé.

4 PRATIQUE RÉFLEXIVE

Objectifs : analyser sa pratique

Actions	Résultats attendus
Vérifier l'atteinte de l'objectif fixé : patiente propre et qui ressent du bien être	Analyse effective et pertinente
Mesurer la satisfaction de la patiente au regard du déroulement du soin et du résultat obtenu	Identification du non respect des bonnes pratiques
Auto-évaluer sa prestation (dextérité, durée du soin compatible avec la durée habituelle, avec l'état de la personne, cohérence avec les souhaits de la personne et de ses possibilités physiques)	Proposition de réajustement pertinente
Identifier les difficultés et les erreurs, et analyser les causes,	
Identifier les points à améliorer (si elle devait refaire le soin sur quel(s) point(s) devrait-elle l'améliorer?)	

EXEMPLE D'ANALYSE RÉFLEXIVE MENÉE PAR L'ÉTUDIANTE

Les points positifs	Les points à développer
Organisation du soin Le soin tient compte des priorités, de la planification antérieure des soins Le matériel préparé est adapté à la situation, c'est-à-dire qu'il tient compte des effets personnels de Mme Cast et de leur état de propreté. **Efficacité** Le soin effectué prend en compte les capacités de Mme Cast : l'aide à la toilette et à l'habillage est adaptée et suffisante	**L'organisation du soin** dans la salle de bain doit être améliorée : stockage du matériel de soins sur un chariot de soin placé à proximité des toilettes, l'abattant étant non baissé. L'espace géographique permettait sans problème de se positionner à distance des sanitaires.

Les points positifs

Hygiène

L'étudiante effectue des lavages des mains à bon escient, en respectant le protocole. Le type de lavage des mains choisi est adapté.

Pudeur

L'étudiante a laissé seule la patiente dans la salle de bain le temps de sa toilette afin de respecter sa pudeur.

Sécurité

L'installation d'une chaise devant le lavabo permet à Mme Cast de s'asseoir (86 ans), l'élève propose régulièrement son aide.

Gestion du soin

Bonne gestion du temps. Pendant que Mme Cast effectue seule une partie de sa toilette, l'étudiante effectue l'hygiène de l'environnement et la réfection de lit.

Relation

L'approche relationnelle est adaptée à la situation et au besoin d'information de la patiente.

Transmissions

Les informations transmises en fin de soin sont exactes et complètes. La transmission orale est respectueuse du secret professionnel, la transmission étant faite dans la salle de soins.

Les points à développer

Gestion et nettoyage du matériel en fin de soin inadaptés car non respect de la règle du plus propre au plus sale : l'étudiante a commencé par prendre en charge le linge sale et la poubelle pour continuer par la gestion du matériel propre et réutilisable. L'étudiante qui sort de la chambre les mains propres doit envisager d'abord le rangement de la partie supérieure de son chariot pour terminer par l'étage inférieur contenant le matériel et le linge sale

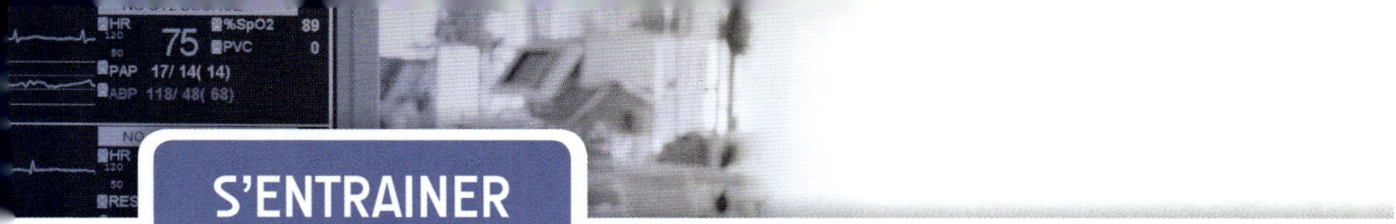

S'ENTRAINER

VÉRIFIER SES CONNAISSANCES

1 QROC (Questions à réponses ouvertes courtes)

1. Expliquez en quelques lignes comment s'élaborent les « bonnes pratiques ».

2. Définir les recommandations professionnelles.

3. Énoncez les principaux facteurs de risques identifiés lors de la survenue d'escarres.

CORRIGÉS

VÉRIFIER SES CONNAISSANCES

1 QROC (Questions à réponses ouvertes courtes)

1. Les caractéristiques des bonnes pratiques sont issues des éléments logiques déduits des normes de qualité des guides de bonnes pratiques lorsqu'ils existent, du référentiel de compétences infirmières (critères d'évaluation et indicateurs spécifiques à chacune des compétences), des systèmes de recommandations tels que les protocoles, les fiches techniques et les modes opératoires écrits et réalisés au sein des établissements.
Les « bonnes pratiques » sont élaborées par des professionnels de la santé (infirmiers et des personnels qualifiés), regroupés dans des sociétés savantes, dans des organismes officiels tels que la HAS, la DGS, la DHOS.

2. « Les recommandations professionnelles ou recommandations de bonnes pratiques sont définies comme des propositions développées selon une méthode explicite pour aider le professionnel de santé et le patient à rechercher les soins les plus appropriés dans des circonstances cliniques données. Ces recommandations professionnelles sont établies à partir de preuves scientifiques publiées ou des opinions d'experts. »

3. État d'affaiblissement général, réduction de la mobilité, troubles de la sensibilité, modifications de la peau et de la masse musculaire associées à l'âge, mauvais état nutritionnel, présence de maladie chronique, incontinence, problèmes de soins personnels, traitement médicamenteux.

Bibliographie

OUVRAGES

Les concepts en sciences infirmières, sous la direction de Monique Formarier et Ljijana Jovic, ARSI, Éditions Mallet Conseil, 2009.

Éthique, médecine et société, sous la direction de Emmanuel Hirsch, Vuibert, 2007.

Claude Curchod, *Relations soignants-soignés*, Elsevier-Masson, 2009.

René Magnon, *Les infirmières : identité, spécificité et soins infirmiers*, Elsevier-Masson, 2006.

Ali Aït Abdelmalek et Jean-Louis Girard, *Sciences humaines et soins*, Elsevier-Masson, 2001.

Lynda Juall Carpenito, *Diagnostics infirmiers, applications cliniques*, Elsevier-Masson.

Marie-Annick Delomel, *La toilette dévoilée*, Éditions Seli-Arslam, 1999.

I. Celestin-Lhopiteau et P. Thibault-Wanquet, *Guides des pratiques psycho-corporelles*, Elsevier-Masson, 2006.

Carine Blanchon, *Le toucher relationnel au cœur des soins*, Elsevier-Masson, 2006.

A.M. Bonnery et coll., *Protocole de soins : méthodes et stratégies*, Elsevier-Masson, 2003.

Dictionnaire des soins infirmiers, sous la direction de René Magnon, AMIEC, 2000.

Alain Piat et Philippe Michau, *Personnel de santé et techniques de manutention*, Elsevier-Masson, 2007.

Dictionnaire illustré des termes de médecine, Maloine, 2008.

Geneviève Roberton, Chantal Cateau, *Diplôme d'État d'infirmier. Le travail de fin d'études*, Masson, 2004.

Module AS n° 1, sous la direction du GERACFAS et de M.O. Rioufol, Elsevier-Masson.

Marie-Françoise Collière, *Promouvoir la vie. De la pratique des femmes soignantes aux soins infirmiers*, Masson.

Ross et Wilson, *Anatomie et physiologie*, Elsevier-Masson, 2007.

REVUES ET ARTICLES PROFESSIONNELS

L'intimité et la pudeur, *Jusqu'à la mort accompagner la vie*, n° 78, septembre 2004.

Guide de bonnes pratiques « patient âgé » : Admission dans une structure sanitaire et retour dans son milieu de vie habituel (à domicile ou en EHPAD), Union régionale des médecins libéraux d'Alsace, Commission de gérontologie.

Le guide de prévention des infections liées aux soins réalisés en dehors des établissements de santé en 2006. Direction générale de la santé.

Françoise Delomas, médecin directeur de Prosom Grenoble, revue *La Santé de l'homme*, n° 330, juillet/août 1997.

Martien Soudani, « L'alimentation », revue *L'Aide-soignante*, avril 2006, n° 76.

Marie Thelaba, « Manger pour vivre », revue *L'Aide soignante*, avril 2006, n° 76.

Maud Beccheraz, *Expérience et signification du réconfort*, *Recherche en soins infirmiers*, Arsi n° 69, 2002.

Michel Duée, Cyril Rebillard, *La dépendance des personnes âgées : une projection en 2040*, Journées d'études du 23-25 janvier 1992, par Sonia Andral, surveillante-chef, directrice d'une école d'aides-soignantes.

ARSI : Autonomie, de quelle autonomie parle-t-on ? *Recherche en soins infirmiers*, Arsi n° 30, 1992.

Charlaine Durand, « La communauté de valeurs : le cas de la profession infirmière », *Gestions hospitalières* n° 492, – janvier 2010.

SITES INTERNET

http://www.has-sante.fr

http://www.sante-sports.gouv.fr/

www.asstsas.qc.ca

Site OMS *Save Lives clean your Hands*

http://accesausavoir.livre

http://ura1195-6.univ-lyon1.fr/articles/valatx/mh_88/rappel.html

http://pagesperso-orange.fr/cec-formation

http://vosdroits.service-public.fr/F1229.xhtml

http://www.insee.fr/fr/ffc/docs_ffc/donsoc06zp.pdf

http://www.espace-ethique.org/fr/documents/bioethique/EGBE09_Mislawski.pdf

Elsevier Masson S.A.S
62, rue Camille-Desmoulins, 92442 Issy-les-Moulineaux Cedex
Dépôt Légal : août 2010

Mise en page : Nord Compo

Achevé d'imprimer par TRENTO
en juillet 2010
Imprimé en Italie

471199-(I)-(7)-CSB-L-100°